Harold Magoun Jr., DO, FAAO, DO Ed. (Hon) · Strukturierte Heilung

Harold I. Magoun Jr.,
DO, FAAO, DO Ed. (Hon)

Strukturierte Heilung
Aus der Sicht eines Osteopathen

Aus dem Amerikanischen von
Dr. Max Poschenrieder
überarbeitet von Elisabeth Melachroinakes

Titel der Originalauflage:
Structured Healing
Harold Magoun Jr., DO, FAAO, DO Ed. (Hon)
Copyright © 2005 Harold Magoun Jr.
ISBN 78-0-970809803

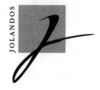

© 2007, JOLANDOS
Ammerseestr. 52 – 82396 Pähl
info@jolandos.de

Bestellungen
Logistic Center Gropper
Neuschmied 31; 83246 Unterwössen
tel +49.8641.699.2743
fax +49.8641.699.261
order@jolandos.de

Übersetzung
Dr. Max Poschenrieder
überarbeitet von Elisabeth Melachroinakes

Umschlaggestaltung
Anette Page

Satz
Sandra Bator

Druck
Buchproduktion Ebertin
Uhldingen/Bodensee, Germany

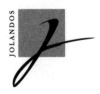

ISBN 978-3-936679-66-3

Strukturierte Heilung

Über den Autor

Dr. Harold Magoun Jr. stammt aus einer Osteopathen-Familie. Seine Eltern, Harold Magoun Sr., DO, FAAO, und Helen C. Magoun, DO, begegneten sich an der *American School of Osteopathy* in Kirksville, Missouri, später umbenannt in *Kirksville College of Osteopathic Medicine (KCOM)*, und graduierten dort im Jahr 1924. Nachdem Dr. Magoun Jr. während des Zweiten Weltkrieges im Navy-V-12-Programm an der *Southern Methodist University* in Dallas, Texas, seine vormedizinische Ausbildung absolviert hatte, graduierte er im Jahre 1950 am *KCOM* und war danach im *Rocky Mountain Osteopathic Hospital* in Denver als Assistenzarzt tätig; anschließend praktizierte er selbstständig in dieser Stadt.

Dr. Magoun ist Mitglied der *American Osteopathic Association*, der *American Academy of Osteopathy*, der *Cranial Academy*, der *Colorado Society of Osteopathic Medicine* und der *Rocky Mountain Academy of Osteopathy*, die er 1992 gründete.

Er diente in verschiedenen Komitees der *Cranial Academy*, war dort im Vorsitz, ist gegenwärtig aktives Mitglied und besitzt das Kompetenzzertifikat dieser Akademie. Zusätzlich engagierte er sich sehr in der *American Academy of Osteopathy*, wirkte auch dort in zahlreichen Gremien mit, so im *Board of Govenors*, im *Board of Trustees* und war von 1981 bis 1982 Präsident. Er ist akkreditiert in osteopathischer manipulativer Medizin sowie „Fellow", also Ehrenmitglied, der *American Academy of Osteopathy (FAAO)*, zu deren Expertenausschuss er auch gehört.

Dr. Magoun hat eine ausgedehnte Lehrtätigkeit in den USA, Kanada und Deutschland hinter sich und es wurden ihm zahlreiche Ehrungen zuteil: Er hielt 1978 am Gründungstag der K. C. O. M. die *Scott-Memorial*-Rede zu Ehren von Dr. Still, 1979 auf der

Konferenz der *American Osteopathic Association* eine Ansprache zu Ehren von Thomas L. Northup, dem Gründer der *American Academy of Osteopathy*, und 1996 auf dem Treffen der *Cranial Academy* einen Vortrag zu Ehren von William Garner Sutherland, dem Entdecker des kranialen Konzeptes. 1999 erhielt Dr. Magoun die Andrew-Taylor-Still-Ehrenmedaille, die höchste Auszeichnung der *American Academy of Osteopathy*. Bei zahlreichen Anlässen würdigte er Dr. Andrew Taylor Still, den Gründer der Osteopathie.

Am 3. Juni 2000 verlieh ihm das *Kirksville College of Osteopathic Medicine* die Ehrendoktorwürde.

Wichtige Hinweise des Herausgebers

Der Autor dieses Buches ist amerikanischer Osteopath[1]. In den Vereinigten Staaten sind Osteopathen (DO – *Doctor of Osteopathy*) den Ärzten (MD – *Medical Doctor*) rechtlich gleichgestellt und sind berechtigt, alle ärztlichen Tätigkeiten inkl. der Chirurgie auszuführen.

Macht- und berufspolitische Ereignisse aber v. a. das institutionelle Streben nach politischer und juristischer Anerkennung haben dazu geführt, dass die Herzstücke der ursprünglichen Osteopathie, der ganzheitliche Behandlungsansatz und die Nutzung der Hände als wichtigstes medizinisches Instrument bei Diagnosestellung und Behandlung fast vollständig aus dem osteopathischen Praxisalltag in den Vereinigten Staaten verschwunden sind. Nur noch wenige Osteopathen, zumeist Mitglieder der *American Academy of Osteopathy* (AAO), arbeiten im Praxisalltag überhaupt noch mit ihren Händen am Patienten. Harold Magoun Jr. gehört zu ihnen.

Da die Osteopathie in Europa nicht als ärztliche Tätigkeit anerkannt wird, ist hier eine unübersichtliche Situation entstanden. Man trifft: Nicht-ärztliche Vertreter, wie etwa Physiotherapeuten und Heilpraktiker, die sich in berufsbegleitenden Zusatzausbildungen unterschiedlichster Dauer und Qualität zu Osteopathen ausbilden lassen. Osteopathen, ohne Vorkenntnisse aus Berufen im medizinischen Bereich Ihre an ausländischen Ausbildungsstätten ebenfalls unterschiedlichster Qualität erworben haben. Und Ärzte mit chiro- oder manualtherapeutischer Ausbildung und Erfahrung, die sich in Zusatzkursen mit den Grundlagen osteopathischer Techniken

---

[1] Die Osteopathie wurde von dem amerikanischen Landarzt Andrew Taylor Still (1828-1917) Mitte bis Ende des 19. Jahrhundert entwickelt.

vertraut machen. Die seriösen unter ihnen wenden die Osteopathie – anders als dies gegenwärtig in Ihrem Ursprungsland geschieht – wieder unter dem ganzheitlichen Aspekt an, was auch bedeutet, dass sie sich bei jeder Behandlung viel Zeit nehmen, und sie arbeiten auch tatsächlich vorwiegend mit sanften manuellen Methoden. Etwas vereinfachend könnte man sagen:

Vereinigte Staaten → geregelte Hochschulausbildung, allopathischer Ansatz, kaum manuelle Methoden
Europa → ungeregelte Ausbildung, ganzheitlicher Ansatz, überwiegend manuelle Methoden

Der Unterschied zwischen dem deutschen und dem amerikanischen Gesundheitswesen bedingt zwangsläufig, dass Ihnen in diesem Buch einige Begriffe unbekannt sein werden. Da es aber nicht das Ziel dieses Buches ist, Ihnen das amerikanische Gesundheitswesen im Detail vorzustellen, beschränken sich die Erläuterungen nur auf einige sehr wichtige Begriffe. Entscheidend ist vielmehr, Ihnen die weitreichende gesundheitspolitische Bedeutung einer im traditionellen Sinn ausgeübten Osteopathie nahezubringen und sie Ihnen als das vorzustellen, was sie wirklich ist:

Eine umfassende und in sich geschlossene Medizinphilosophie, welche den Menschen bei ALLEN Beschwerden in seiner individuellen Gesamtheit berücksichtigt.

Damit erhebt sie zu Recht den Anspruch auf Anerkennung als eigenständiges ärztliches Berufsbild und ich bin mir sicher, dass Harold Magoun Jr. mit seinen Gedanken in dem Ihnen vorliegenden Buch einen kleinen Beitrag zu einer wachsenden Bewusstheit in diesem Sinne leisten wird.

Vertretern von Fachkreisen mögen der Inhalt und v. a. die Fallbeispiele an einigen Stellen zu banal oder sogar „reißerisch" erscheinen. Dabei bitte ich Sie aber zu berücksichtigen, dass es sich hier vorrangig um ein Buch für den Laien handelt, das aber bei vorurteilsfreier Lektüre auch dem Fachmann so manche wertvolle Informationen liefern kann. Zudem wird in Kapitel 13 die Wirksamkeit der Osteopathie, insbesondere der Kranialen Osteopathie bezogen auf ein breites Spektrum von Krankheitsbildern dargestellt, die das vorschnelle Urteil provozieren, es handle sich hierbei um eine Serie an unerwiesenen Behauptungen. Diese ablehnende Haltung basiert hauptsächlich darauf, dass die anerkannten medizinischen Fachjournale selbst die besten wissenschaftlichen Arbeiten im Bereich der Osteopathie grundsätzlich ablehnen bzw. äußerst kritisch betrachten. Auch hier gilt: Medien machen Meinung!

Der Herausgeber
Pähl, 29. Januar 2007

Weiterführendes Wissen

Das Buch enthält zahlreiche Hinweise auf in Amerika veröffentlichte Artikel und Monografien. Im Literaturverzeichnis am Ende des Buches finden Sie hierzu eine komplette Aufstellung.

Geleitwort

1998 führten mich hartnäckigste Rückenprobleme trotz vieler vorheriger Behandlungen in die Praxis von Dr. Harold Magoun Jr. Voller Erstaunen erlebte ich, dass „die menschliche Hand das größte und einzigartigste diagnostische Instrument ist, das die Menschheit kennt", und „dass nur die Hand fähig ist, die feinen Schattierungen des Gewebetonus und dessen Flexibilität, die Reaktion auf Stimulation und alle weiteren, für eine adäquate Diagnose notwendigen Informationen wahrzunehmen".

Osteopathie war für mich damals weder ein verständlicher Begriff noch hatte ich mich jemals einer derartigen Behandlung unterzogen. Umso mehr überraschte es mich, dass Dr. Magoun ohne Einblick in meine angebotenen Röntgenaufnahmen und Kernspin-Befunde eine ausgesprochen spezifische Diagnose meiner Beschwerden erstellen konnte.

Schon in den ersten Minuten seiner Behandlung – er widmete sich trotz meiner Rücken- und Hüft-Probleme meinem Kopf – machte ich Bekanntschaft mit den Tiefen und ungewöhnlichen Wirkungsweisen der Osteopathie. Jedenfalls erschien es mir so. Wie sollte ich auch die Bedeutung einer für mich zu jener Zeit mysteriösen kranialen[2] Behandlung begreifen? Wie die sorgfältige manuelle Untersuchung meines gesamten Körpers? Wie die Tatsache, dass eine so sanfte und doch gezielte Manipulation meines Bewegungsapparates Schmerzen reduzierte, Blockaden löste und Unbeweglichkeit in gewohnte Mobilität verwandelte? Wie, dass eine osteopathische Behandlung mein Vegetativum ausbalancierte und somit die Selbstheilungskräfte des Körpers aktivierte?

---

[2] Aus dem Lateinischen: Cranium (der Schädel).

Trotz ihrer Wirksamkeit blieben viele Vorgänge rätselhaft und eine Menge meiner Fragen zunächst unbeantwortet. Aber auch hier sollte mein Wissensdurst auf unerwartete Weise befriedigt werden: Während meines dreijährigen Deutschlandbesuches erhielt ich als Deutsch-Amerikanerin die Möglichkeit, die Übersetzung dieses wundervollen Buches Korrektur zu lesen. Nach und nach verstand ich die Philosophie der Osteopathie, deren fundamentaler Ansatz in der Vollkommenheit und Harmonie des menschlichen Organismus gründet und deren wahre Vertreter ihm bei der Selbstheilung lediglich begleitend zur Seite stehen. Und inzwischen bin ich der festen Überzeugung, dass es kein besseres Buch gibt, um dem Laien einen einfachen Zugang in die faszinierende Welt der Osteopathie aufzuzeigen. Genießen Sie jede Zeile! Es sind Gedanken eines großen und erfahrenen Therapeuten, der in seinen Patienten zuallererst eines sieht: den Menschen.

Hermina Danneil

Widmungen und Danksagungen

Mein Vater, Harald Magoun Sr., DO, FAAO, erhielt für sein Engagement und seine Verdienste um die Osteopathie zahlreiche Auszeichnungen und erreichte internationale Anerkennung. So wurde das Osteopathische College in Lognes, Frankreich, nach ihm benannt. Er veröffentlichte zahlreiche Artikel und schrieb zwei Bücher[3], von denen eines (*Osteopathy in the Cranial Field*) im Zuge der weltweiten Verbreitung der Osteopathie ins Französische, Deutsche, Italienische und Japanische übersetzt wurde. Da dem Ruhm meines Vaters also kaum mehr etwas hinzuzufügen ist, habe ich mich entschlossen, dieses Buch meiner Mutter Helen C. Magoun, DO, zu widmen. Deren außergewöhnliche osteopathische Karriere wurde zwar durch eine ernsthafte Krankheit verkürzt; durch gute Ernährung hat sich ihre Gesundheit aber in späteren Jahren wieder eingestellt. Obwohl jahrelang ans Bett gefesselt, vermittelte sie mir die Werte des Lebens und ermutigte mich auf meinem beruflichen Weg.

Ich danke meinen zahlreichen Patienten, die über Jahre hinweg meinem Rat und meinen Empfehlungen folgten und bewiesen haben, dass sich der Gesundheitszustand selbst bei ernsthafter Gefährdung verbessern lässt, wenn man einerseits Verantwortung für sein Leben übernimmt und sich andererseits einer manipulativen osteopathischen Behandlung anvertraut.

[3] Magoun Sr., Harold I.: Osteopathy in the Cranial Field, 1951, Reprint by the Sutherland Cranial Teaching Foundation, Fort Worth, Texas, 1997; (deutsche Übersetzung der fünften Auflage durch das Deutsche Kolleg für Osteopathie unter dem Titel „Osteopathie in der Schädelsphäre", 2000, nur bei JOLANDOS erhältlich).

Magoun Sr., Harold I.: Practical Osteopathic Procedures, The Journal Printing Company, Kirksville, Missouri, 1978 (keine deutsche Übersetzung verfügbar).

Für das Verfassen des nachfolgenden Vorworts bedanke ich mich bei Michael Kuchera, DO, FAAO, vom *Kirksville College of Osteopathic Medicine,* der sein Leben der Ausbildung von Osteopathen gewidmet hat. Er ist seit langen Jahren mein Freund – ebenso wie Galen Seal Jr., Verkaufsmanager der Firma A & L Litho, dem ich für seine technischen Ratschläge im Zusammenhang mit der Drucklegung meines Buches zu Dank verpflichtet bin.

Auch mein Sohn David (*Full Spectrum Arts & Services*) mit seiner ausgeprägten künstlerischen Ader und seinem Computerwissen war mir eine unschätzbare Unterstützung beim Schreiben und Veröffentlichen dieses Buches, das ohne seine Hilfe wohl nicht erschienen wäre. Er profitierte übrigens in einem kritischen Gesundheitszustand von osteopathischer Behandlung.

Harold Magoun Jr.,
DO, FAAO, FCA., DO Ed. (Hon)

Inhalt

Einleitung 1

Vorwort 3

Abschnitt I – Gesundheitsfördernde Lebensstrukturierung

1 – Ernährung 9

2 – Bewegung 37

3 – Schlaf 43

4 – Mentale Gesundheit 49

5 – Schädliche Substanzen 57

6 – Die Umwelt 63

Abschnitt II – Wechselwirkung zwischen
Struktur und Funktion des menschlichen Körpers

7 – Heilen 69

8 – A. T. Still – die prägenden Jahre 75

9 – Etablierung des osteopathischen Berufsstandes 83

10 – Das Wachstum des osteopathischen Berufsstandes 89

11 – Erweiterung des Konzeptes 99

12 – Das Kraniosakrale Konzept
von William Garner Sutherland, DO 109

13 – Wie Osteopathie zur Gesundheit beiträgt 117

14 – Ratschläge 139

Abschnitt III – Strukturierte Gesundheitspflege

15 – Die rigide Struktur 151
16 – Lösungen 159
17 – Was die Zukunft bringt 163

Bibliographie

Englischsprachiges Literaturverzeichnis 167
Buchempfehlungen von JOLANDOS 171

Einleitung

„Ich bin der Herr meines Schicksals, ich bin der Kapitän meiner Seele." Auf nichts trifft dieser Satz mehr zu als auf das Potenzial des Einzelnen, seine Gesundheit zu steuern. Bezeichnenderweise wurden diese berühmten Worte von William Earnest Henley, einem englischen Dichter, Kritiker und Verleger des 19. Jahrhunderts, niedergeschrieben, als er eine ernsthafte Gesundheitskrise durchmachte. Henley litt an Knochentuberkulose, die zur Amputation eines Fußes führte, während sein anderer Fuß dank einer damals völlig neuen, von dem angesehenen englischen Chirurgen Joseph Lister, MD, angewandten Operationsmethode gerettet werden konnte. Während der 18 Monate, die Henley in einem Edinburgher Krankenhaus verbringen musste, schrieb er das Buch *Invictus*[4], aus dem der oben zitierte Satz stammt.

Wir können unseren Körper zwar nicht immer vor ernsthaften Verletzungen schützen, aber viele unangenehme Infektionen, degenerative Veränderungen, nervliche sowie mentale Krankheiten und wahrscheinlich sogar Krebs verhindern, wenn wir auf einen guten Gesundheitszustand achten. Wie gelingt uns das? Wir müssen unser Leben bewusst auf eine gute Gesundheit hin strukturieren, indem wir einerseits für optimale Ernährung, situations- und altersbedingtes Körpertraining, ausreichend Schlaf und geistig-seelische Ausgewogenheit sorgen und andererseits unzuträgliche Nahrungs- und Genussmittel vermeiden und schädliche Umwelteinflüsse minimieren. Wer diese Regeln befolgt, hat auch die beste Chance, bereits bestehende Gesundheitsprobleme zu bewältigen. Das erfordert allerdings nicht nur aktiven Willen,

---

[4] Anm. d. Übers.: Der Unbesiegbare.

sondern auch die Kraft zu widerstehen. Und gerade daran hapert es häufig. Vernunft oder Verlockung? Vor diese Wahl gestellt, entscheiden sich leider viele Menschen für die Verlockung.

Die Hauptgründe für eine schwache Gesundheit sind mangelnde Kenntnis gesundheitsfördernder Faktoren, ein gegen besseres Wissen unstrukturiertes Leben, falsche Ratschläge und so manche lieb gewordenen, dem Körper aber nicht zuträglichen Gewohnheiten. Dieses Buch soll kein Ernährungs-, Fitness- oder sonstiger Gesundheits-Ratgeber sein. Es dient vielmehr als Quelle, aus der jene Menschen, die ihre Gesundheit erhalten oder verbessern wollen, Information und Motivation für eine positive Veränderung schöpfen können. Die hier dargelegten Gedanken basieren auf einer 50 jährigen Praxis-Erfahrung im Bereich Osteopathie, auf dem Studium zahlloser Bücher und Artikel, auf Tausenden Stunden akademischer Lehrgänge, auf einer weitreichenden Lehrerfahrung und schließlich ganz einfach auf dem gesunden Menschenverstand. Ich hoffe, dass sie zahlreichen Menschen nützen werden. Unser teuerstes Gut ist unsere Gesundheit. Viele schätzen sie nicht genügend, bis sie merken, dass sie sie verlieren.

Harold Magoun Jr.,
DO, FAAO, F. C. A., DO Ed (Hon)

Vorwort

„Die Aufgabe des Arztes ist es, Gesundheit zu finden. Krankheit kann jeder finden." Dies sagte einst der visionäre Arzt und Vorkämpfer Andrew Taylor Still, MD, DO, der vor über 100 Jahren in Kirksville, Missouri, den Beruf des Osteopathen gründete – eine Denkweise, deren Zeit wiedergekommen ist. Stills charakteristische Gesundheits-Philosophie hat u. a. das Entstehen einer Anzahl zeitloser Bücher inspiriert wie *Spontaneous Healing* von Andrew Weil, MD, und *Touch of Life* von Robert Fulford, DO.

In dem vorliegenden Buch *Strukturierte Heilung* zollt Harold Magoun Jr., DO, FAAO, dem Gründer der Osteopathie und dessen revolutionären Ansichten zum Thema Gesundheit Tribut.

Dr. Magoun, der in den letzten 50 Jahren Dr. Stills patienten-orientierte Philosophie umgesetzt hat, legt uns aus seiner Erfahrung und seinem Einblick heraus den Wert einer gesundheitsorientierten Lebensweise dar und liefert uns gleichzeitig den Rahmen, diese zu praktizieren.

1892 rief Dr. Still einen Berufsstand ins Leben, dessen Mission es war, die Vorgehensweisen im Gesundheitswesen zu ändern. Er strebte in seiner Schule ein völlig neues, aufklärerisches Modell an, bei dem den Patienten mehr Aufmerksamkeit als der Krankheit gewidmet wurde – ein Modell, das Studenten lehrte, sich in Geist, Körper und Seele eines jeden Patienten einzufühlen, um so eine individuell auf ihn zugeschnittene Behandlung vornehmen zu können. Still erkannte, dass Krankheit in einem Körper mit Dysfunktionen genauso sicher vorhersagbar ist wie Gesundheit in einem gut funktionierenden. Aus diesem Grunde bestand für ihn und seine Studenten das primäre Behandlungsziel darin, die Funktionsfähigkeit des Körpers innerhalb seiner eigenen Struktur zu maximieren. Dr. Magoun möchte uns den von Dr. Still vollzogenen Paradigmenwechsel nahebringen – und zwar nicht, indem er einen Vortrag in Geschichte hält, sondern indem er jeden von uns ermutigt, diesen Wechsel in der Praxis des täglichen Lebens selbst zu erfahren.

Beim Lesen von *Strukturierte Heilung* wird klar, dass mit dem Begriff „Doktor" eigentlich „Lehrer" gemeint ist. Wie jeder gute Lehrer versucht Dr. Magoun, Grundprinzipien zu vermitteln, die im lebenslangen Lernprozess als Maßstab bei Entscheidungen dienen. Zu diesem Zweck weiht er uns in vier Prinzipien der Osteopathie ein, die auch die „Gesundheitsrevolution" in den Vereinigten Staaten auslösten und ihn persönlich durch 50 Jahre erfolgreicher Patientenarbeit geführt haben. Möge jeder Leser dieses Buches die Verantwortung für seine eigene Gesundheit erkennen und übernehmen, indem er sich geeignete „Lehrer" sucht, die ihn auf seinem Weg unterstützen.

Lesen Sie *Strukturierte Heilung* in dem Bestreben, die nachfolgend angeführten vier Lehrsätze der Osteopathie und deren Anwendung tiefer zu begreifen und für die Erhaltung bestmöglicher Gesundheit zu nutzen:

1. Jeder von uns ist eine Einheit aus Geist, Körper und Seele, deren harmonisches Zusammenwirken zu optimaler wirklicher Gesundheit führt.

2. Dieser Einheit wohnen Selbstheilungs- und Selbstregulations mechanismen inne, die uns immer wieder in Richtung Gesundheit navigieren, wenn wir sie durch unser Verhalten unterstützen.

3. Die Struktur unseres Körpers bestimmt, wie dieser funktioniert. Ebenso können aber funktionelle Anforderungen an unseren Körper dessen Struktur verändern.

4. Jede vernünftige Methode zur Maximierung der Gesundheit schließt die Beachtung und Anwendung der eben genannten drei Grundprinzipien mit ein.

Es fing mit der Vision eines einzelnen Mannes an und setzt sich fort mit Praktikern wie Harold Magoun, DO, die versuchen, eher Lehrer in Sachen Gesundheit zu sein als Versorger von Krankheiten.

Die uns daran erinnern, dass Gesundheit von innen kommt. Die uns herausfordern und uns Prinzipien an die Hand geben, mit deren Hilfe sich die Bereiche Gesundheit und Heilung in unserem Leben strukturieren lassen. Danke Dr. Still, danke Dr. Magoun! Haben Sie, lieber Leser, Freude an diesem Buch und streben Sie nach Gesundheit.

Michael L. Kuchera, DO, FAAO
Professor für Osteopathische Manipulative Medizin
Vizepräsident der Internationalen Gesellschaft
für Ausbildung und Forschung
Kirksville, College für Osteopathische Medizin

Nachtrag: Als Vorstand der Alma Mater durfte ich Harald Magoun Jr., DO, FAAO, den Ehrentitel *Doctor of Osteopathic Education* verleihen. Von der Amerikanischen Akademie für Osteopathie erhielt er die A. T. Still-Ehrenmedaille. Diese beiden Auszeichnungen – die höchsten, welche die zwei Organisationen zu vergeben haben – hat Dr. Magoun, der wirklich ein außergewöhnlicher Arzt ist, zweifelsohne verdient. Heute, als 73jähriger praktiziert er immer noch, was er lehrt.

Lassen Sie uns alle hoffen, dass dies auch ein Vermächtnis an jeden von uns sein wird.

Michael L. Kuchera, DO, FAAO
Dezember 2000

Abschnitt I

Gesundheitsfördernde
Lebensstrukturierung

1 – Ernährung

Es gibt nichts Wichtigeres für die Gesundheit als gute Ernährung – und für die können nur Sie selbst richtig sorgen. Eltern tun dies für ihre Kinder.

Eine der ersten Ernährungswissenschaftlerinnen, die verstorbene Adelle Davis, die auf diesem Gebiet Bedeutendes leistete, sagte: „Wie ich es sehe, ist jeder von uns für die eigene Gesundheit verantwortlich. Andere können Vorschläge machen, aber niemand außer wir selbst können das essen, was wertvoll für uns ist. Die Gesundheit, derer wir uns erfreuen oder der Grad der Krankheit, den wir erleiden, ist deshalb größtenteils unser eigenes Werk. Wenn jemand ernsthaft Gesundheit wünscht und willens ist, geduldig daran zu arbeiten, wird die Belohnung gewöhnlich nicht auf sich warten lassen."

Fast jeder isst gern. Und wir essen gern das, was uns schmeckt. Aber was uns schmeckt, ist nicht immer das Beste für uns. Ein gesunder Appetit ist ein gutes Zeichen, während andererseits Appetitlosigkeit ein untrügliches Anzeichen für irgendeine Krankheit ist. Lust am Essen fördert die Gesundheit, wenn wir die richtige Ernährung wählen und vernünftige, das heißt unserem individuellen Bedarf entsprechende Portionen zu uns nehmen. Die einzelnen Menschen unterscheiden sich ja nicht nur in ihrer Persönlichkeit, ihrem Fingerabdruck oder ihrem genetischen Code, sondern auch in ihrem Stoffwechsel und dem Nahrungsbedarf. Auf kaum einem Gebiet gibt es mehr Informationen, aber eben auch Fehlinformationen, als auf dem Sektor Ernährung. Es werden eine Unmenge so genannter Diäten angeboten und neue kommen in regelmäßigen Abständen hinzu. Einige davon mögen für bestimmte Menschen gut sein, jedoch keineswegs für jedermann. Wir müssen die Unterschiede verstehen.

Meine sehr persönliche Erfahrung in Bezug auf die erstaunlichen Veränderungen, die gute Ernährung bewirken kann, hat in mir einen unauslöschlichen Eindruck hinterlassen. Wie ich schon vorne in den Widmungen anmerkte, waren meine Eltern osteopathische Ärzte. Zwölf Jahre praktizierten sie in Scottsbluff, Nebraska, dann zogen sie nach Denver, Colorado, wo mein Vater die Praxis des verstorbenen Dr. D. L. Clark übernahm, eines berühmten Pioniers der Osteopathie. Meine Mutter, die aus einer tuberkulös veranlagten Familie stammte und sowohl ihre Eltern als auch eine Schwester durch diese Krankheit verloren hatte, litt damals an tuberkulöser Glomerulitis, einer ernsten Nierenkrankheit, und ihre Gesundheit war schon so angeschlagen, dass sie nicht mehr praktizieren konnte. Durch viele Jahre blieb sie bettlägerig mit geringer Überlebenschance. In den späten 40er Jahren, während ich am osteopathischen College war, wandten sich meine Eltern an Adelle Davis, die berühmte, bereits zitierte Ernährungswissenschaf tlerin. Sie verschrieb ihnen das Davis-Ernährungsprogramm – mit dem Erfolg, dass meine Mutter schon nach einigen Monaten das Bett verlassen und wieder ein normales Leben führen konnte. Sie starb schließlich mit 78 Jahren an einer anderen Krankheit.

Ihrem Beispiel folgend übernahm ich dasselbe Ernährungs-programm und verlor während fünfzig Jahren ärztlicher Praxis keinen einzigen Tag aufgrund von Krankheit. Natürlich gab es manchmal Tage, an denen ich mich nicht besonders wohl fühlte, aber ich war immer in der Lage zu arbeiten. Ich erlitt Verletzungen, aber sie heilten schnell. Deshalb glaube ich fest an gute Ernährung.

Was ist gute Ernährung? Sie gibt Ihrem Körper die richtige Menge an Proteinen, Fetten, Kohlenhydraten, Vitaminen, Mineralien, Enzymen und Wasser und hilft ihm, gesund zu bleiben. Mit guter Ernährung überstehen wir Krankheiten und Verletzungen besser und minimieren degenerative Veränderungen. Schließlich verzögern wir damit auch den Alterungsprozess. Was wollen wir mehr?

Obgleich dies kein Buch über Ernährung sein soll, möchte ich hier doch einige generelle Erkenntnisse über gute Ernährung und Lebensstrukturierung an Sie weitergeben, die Sie befähigen sollten,

Ihr Leben selbst in die Hand zu nehmen, Herr Ihres Schicksals und Kapitän Ihrer Seele zu sein.

Es gibt Vorgänge in unserem Körper, die wir verstehen müssen: Der Mensch verfügt über einen „alles fressenden" Verdauungstrakt, das heißt, er ist dafür geschaffen, sämtliche Nahrung – Proteine, Fette und Kohlenhydrate – bei ein und derselben Mahlzeit zu verarbeiten. Viele Menschen übertreiben es und stopfen ihren Magen voll mit allerlei ungesunder Kost (Junkfood, Fastfood), die eigentlich nicht hineingehört. Manche Diät-Fanatiker empfehlen nur eine Art von Nahrung für eine Mahlzeit. Bei ernsthaften Verdauungsstörungen mag dies nötig sein, im Allgemeinen aber nicht. Das Essen sollte immer gut gekaut bzw. im Mund zerkleinert werden, damit die Verdauungsenzyme und andere Substanzen den Verdauungsprozess optimal fördern können.

Der Kohlenhydrat-Stoffwechsel beginnt im Mund. Unter Einsatz von Speichelfluss werden Kohlenhydrate in der sauren Umgebung des Magens weiterverarbeitet und schließlich wird die Verdauung in den Därmen unter Mitwirkung von Bauchspeicheldrüse und Dünndarmenzymen abgeschlossen. Die Proteinverdauung beginnt im Magen unter Einsatz von Magensäure und wird ebenfalls im Dünndarm unter Mithilfe von Enzymen erledigt. Feste Proteine muss man sehr gut kauen, um ihre vollständige Verdauung zu gewährleisten; sie sollten nicht zu lange gekocht werden. Die Fettverdauung erfolgt im Dünndarm unter Einwirkung von Gallensalzen, die in der Gallenblase gespeichert sind und in Reaktion auf Öl oder Fett in der Mahlzeit freigesetzt werden. Bauchspeicheldrüse und Darmenzyme schließen diesen Prozess dann ab. Macht man sich diese Vorgänge klar, dann versteht man, dass fettdurchtränkte Stärkeprodukte wie Pommes, Krapfen und tief gefrorene Nahrungsmittel schlecht verdaulich sind. Aber wie viele Tonnen Pommes werden jährlich konsumiert?

Die wesentlichen Bestandteile der Nahrung sind Proteine, Kohlenhydrate, Fette, Vitamine, Mineralien, Spurenelemente, Enzyme, Ballaststoffe und Wasser. Auch viele Kräuter haben eine wohltuende Wirkung, stellen aber keinen Ersatz für Vitamine und

Mineralien dar. Die wichtigste Substanz ist Protein. Beinahe alles im Körper besteht aus Proteinen verschiedenster Art. Die Knochen sind eine Proteinstruktur mit eingelagerten Mineralien. Das verbindende Gewebe, das alles zusammenhält, ist eine Kollagen-Eiweiß-Substanz. Das Nervensystem besteht aus komplexen Proteinen. Blutzellen, Enzyme, Hormone und Gene sind ebenso Proteine wie wichtige Bestandteile der Hirn- und Rückenmarkflüssigkeit und das Albumin und Globulin des Blutserums. Man sieht: Proteinmangel kann jeden Aspekt der Körperfunktion betreffen. Proteine bestehen aus vielen Aminosäuren, von denen die meisten der Körper produziert. Es gibt jedoch neun – bekannt als „essenzielle" Aminosäuren – die er nicht herstellen kann und die wir deshalb nur aus unserer Ernährung beziehen. Proteine, die essenzielle Aminosäuren enthalten, werden als vollständige bezeichnet, die keine anderen enthalten als unvollständige.

Vollständige Proteine liefern Fleisch, Fisch, Geflügel, Schalen-Meerestiere, Eier, Milchprodukte sowie Sojabohnen, die übrigens das einzige Gemüse mit bedeutendem Anteil an vollständigem Protein sind. Viele Nahrungsmittel enthalten Aminosäuren. Vegetarier müssen jedoch bei einer Mahlzeit Gemüse, Nüsse und bestimmte Bohnen-Sorten zu sich nehmen, um alle notwendigen Aminosäuren zu bekommen. Die meisten Vegetarier leben zwar nicht wirklich ungesund, da sie sehr bewusst auswählen, was sie essen – sie verzehren insbesondere kein Junkfood, jedoch haben manche von ihnen Proteinmangel und, falls sie kein Ergänzungsmittel nehmen, oft auch einen Mangel an Vitamin B12, dessen Hauptquelle rotes Fleisch ist.

Nach einem Artikel, der am 20. Juni 1998 in den *Rocky Mountain News* erschien, sind viele Ernährungsexperten und einige Kinderärzte der Meinung, dass eine vegetarische Diät für Kinder nicht geeignet ist. Ihrer Ansicht nach führt sie zu einem Mangel an Kalorien und Proteinen, die für gesundes Wachstum nötig sind, sowie zu Eisenmangel. Eine gute Proteinquelle für die meisten Menschen, die nicht allergisch auf sie reagieren, sind Sojabohnen. Studien haben gezeigt, dass Asiaten, die naturgemäß viele Sojabohnenprodukte essen, weniger für Herzerkrankungen anfällig sind. Das dürfte jedoch vor allem daran liegen, dass ihre anderen proteinhaltigen Nahrungsmittel aus Fischen bestehen, die ungesättigte Fettsäuren, Vitamin B12, Kalzium und Zink enthalten, während wir in der westlichen Welt mehr Fleisch mit gesättigten Fetten essen und viele Menschen zudem keine cholesterin-umwandelnden Nährstoffe zu sich nehmen.

Eines der größten Geschenke, die Sie Ihren Kindern machen können, ist, sie zu lehren, das Richtige zu essen. Ich bin überzeugt, dass viele Krankheiten, die als erblich bezeichnet werden, in Wirklichkeit auf schlechte Essgewohnheiten zurückzuführen sind, die von Generation zu Generation weitergegeben wurden.

Um die zur Gewebereparatur, zum Ersatz wichtiger Substanzen und zur Aufrechterhaltung gesunder Körperökonomie benötigte Proteinmenge sicherzustellen, sollten wir bei jeder Mahlzeit Proteine zu uns nehmen. Ernährungsfachleute differenzieren zwischen „lebenden" und „toten" Proteinen. Lebende Proteine beziehen wir aus frischen Nahrungsquellen, die Vitamine, Mineralien und die für die Gesundheit ebenfalls erforderlichen Enzyme enthalten, tote Proteine aus getrockneten Nahrungsextrakten oder Aminosäure-Ergänzungsmitteln, die zwar für eine schnelle Proteinzufuhr sorgen, langfristig aber keinen Ersatz für die gesunden lebenden Proteine darstellen.

Obwohl Milchprodukte komplette Proteinlieferanten und in vielen Nahrungsmitteln vorhanden sind, haben sie einige Nachteile. Milch produziert bekanntlich Schleim und verstärkt dadurch Atmungsprobleme. Bei vielen Leuten führt sie auch zu Verstopfung. Andererseits ist Milch eine basische Flüssigkeit, weshalb man sie oft bei Magenübersäuerung empfiehlt oder als Gegenmittel bei Säurevergiftungen. Wie eben schon erwähnt, wird zur Proteinverdauung Säure benötigt. Manche Menschen haben jedoch nicht genug Magensäure, um Milch in Säure umzuwandeln und den Verdauungsvorgang zu vervollständigen. So kommt es zu einem ungenügenden Abbau, was zu allergischen oder anderen unerfreulichen Reaktionen führen kann. Joghurt wurde bereits durch Bakterienreaktion gesäuert, sodass er für viele Menschen leichter verdaulich ist als Milch.

Es bestehen beträchtliche Unklarheiten über so genannte Nahrungsallergien. Wir kennen eine totale Allergie, aber auch andere, weniger ausgeprägte. Viele Allergien betreffende Rätsel wurden allerdings in den letzten Jahren gelöst – für jene, die es interessiert: 1990 wohnte ich anlässlich einer Osteopathen-Konferenz in Alexandria, Virginia, einer Vorlesung des Anthropologen Richard Power, PhD bei. Seine Forschungen führten ihn zu der Überzeugung, dass die Nahrungsverträglichkeit blutgruppenabhängig ist, was sich, wie er darlegte, weit in die Vorzeit zurückverfolgen lässt. Seiner Ansicht nach hat sich die Menschheit physiologisch über Tausende von Jahren nicht verändert. Erst als wir Nomaden wurden und uns über weite Strecken bewegten, begann zwangsläufig auch unsere Ernährung vielfältiger zu werden. Neue Substanzen kamen hinzu, für deren Verdauung unser Körper aber in vielen Fällen nicht die notwendigen Enzyme bilden konnte. Beispiele für solche Substanzen sind Milch, Weizen und Mais. Alte nomadische Stämme konsumierten Ziegen- und Kamelmilch und was nicht frisch verbraucht wurde, wandelte man in Joghurt um, der dann eine Zeit lang ohne Kühlung haltbar war. Wir alle vertragen Ziegen- und Kamelmilch. Für Menschen mit Blutgruppe 0, der ältesten Blutgruppe, ist Kuhmilch hingegen nicht verträglich. Ich erwähnte, dass meine Eltern praktizierende Ärzte waren, weshalb ich als Flaschenkind großgezogen wurde. Da ich – ein Blutgruppe-0-Typ – allergisch gegen Kuhmilch war, fütterte man mich mit Ziegenmilch. Ich habe wenig darüber nachgedacht – bis ich 1990 Dr. Powells Vorlesung hörte. 1998 teilte mir ein Patient mit, dass zum Thema Blutgruppen und Nahrungsunverträglichkeit ein Buch mit dem Titel *Eat Right 4 your Type* erschienen sei. Ich erwarb es und stellte fest, dass der Autor, Dr. Peter D'Adamo, zu denselben Schlussfolgerungen wie Dr. Powell gekommen war. Ich glaube, dass diese Erkenntnisse viel Sinn machen und viele Rätsel in Bezug auf Nahrungsunverträglichkeit lösen.

Protein ist die einzige Quelle zum Aufbau von Substanzen, die das Wachstum fördern, Gewebe reparieren, unser Immunsystem aufrechterhalten und uns mit Hormonen und Enzymen versorgen. Ein Mangel an Proteinen beeinträchtigt den menschlichen Körper und dessen Funktion, wobei die Symptome unterschiedlich stark in Erscheinung treten. Eines der am schnellsten erkennbaren Zeichen für Proteinmangel sind Ödeme in Form geschwollener Füße und Knöchel. Viele Leute, insbesondere wenn sie allein leben, kochen nicht für sich selbst und essen unausgewogen. Albumin und Globulin, wichtige Proteinbestandteile des Blutserums, sorgen für ungefähr 85 % des osmotischen Druckes, der die Flüssigkeit in den Blutgefäßen hält. Wenn sie nicht genügend vorhanden sind, entweicht die Flüssigkeit in die Gewebe und sammelt sich in den unteren Teilen des Körpers an. Sehr oft bewegen sich diese Menschen auch zu wenig, wodurch das Problem noch verstärkt wird. Die Pumpfunktion der Haltemuskulatur, deren Bewegung mitverantwortlich ist, dass venöses Blut und Lymphflüssigkeit zum Herzen zurücktransportiert werden, ist dadurch mangelhaft. Schuld an den Schwellungen sind in diesen Fällen also nicht Nieren- und Herzprobleme. Und selbst wenn solche Probleme bestehen, sind Schwellungen der Füße dennoch zumeist ein Zeichen schlechter Ernährung. Die entsprechenden Ödeme werden in der Regel schnell auf Aminosäurepräparate und Eiweißzufuhr reagieren, wobei Vitamin B6 hilft, die Entwässerung in natürlicher Form zu fördern. Gewöhnlich genügen 100 bis 400 mg drei- bis viermal täglich, um das Problem zu lösen, ohne dass dem Körper Elektrolyte entzogen werden, wie dies Entwässerungspillen tun. Die betroffenen Patienten können sich also selbst helfen, indem sie sich hinlegen, ihre Beine hoch lagern und dann deren Muskeln leicht anspannen und anschließend entspannen, um die Flüssigkeit wieder in das Herz zurückzupumpen.

Bei jungen Patienten zeigen sich erste Zeichen von Eiweißmangel gewöhnlich in schwachem Muskeltonus. Gesundes Gewebe ist fester als schlecht ernährtes.

Ein sehr wichtiges, verstecktes Symptom für Proteinmangel ist die Schwächung der Bandscheiben bzw. deren Fasern. Dadurch verändert sich der Nucleus pulposus, das gelatinehaltige Zentrum der Bandscheibe – eine gallertartige Substanz, die mit zunehmender Anzahl der in ihr enthaltenen Partikel den Druck innerhalb des Bandscheibensystems verstärkt. Und genau das passiert bei Eiweißmangel: So genannte Mukoproteine vermehren im Nucleus die Zahl der Partikel; der Druck steigt. Dies in Verbindung mit geschwächten Fasern veranlasst die Bandscheiben, sich zu verlagern oder auszutreten, sich zu dehnen (Protrusion) oder zu bersten (Prolaps = Vorfall).

Proteinmangel schwächt auch das Immunsystem. Dies wird umso bedeutsamer, als vermehrt gefährliche Bakterien und Viren erzeugt werden – zum Teil eine Folge des wahllosen Einsatzes von Antibiotika. Zu viele Ärzte verschreiben beispielsweise Antibiotika gegen Erkältung und Grippe, die durch Viren verursacht werden und nicht auf Antibiotika reagieren. Bei bakteriellen Infektionen dagegen wirken mäßige Dosen geeigneter Antibiotika wie eine Art von „Geburtenkontrolle" auf die Bakterien, wobei es dann immer noch dem Immunsystem überlassen bleibt, die Infektion zu beseitigen. Nur in großer Dosis wirken Antibiotika bakterizid. Sie zerstören jedoch auch normale Bakterien, die einige wichtige Funktionen im Körper haben, und können zudem das Risiko einer Antibiotika-Resistenz vermehren. Wir werden uns später noch näher mit der Abwehr von Infektionen beschäftigen.

Bei der Essenszubereitung ist zu beachten, dass Proteine nicht „überkocht" werden dürfen. Hitze lässt die Proteinmoleküle gerinnen und macht sie schwerer verdaulich. Es gibt auch einige Hinweise dafür, dass durchgebratene oder verbrannte Proteine krebserregend sind. Fleisch sollte halb gar oder mittel gar verzehrt werden, Eier pochiert oder als Rührei. Pasteurisierte Milch hat einen Erhitzungsprozess durchlaufen, der sie weniger verdaulich macht.

Kohlenhydrate bestehen aus Zucker und Stärke. Es gibt verschiedene Arten von Zucker. Glukose, ein Monosaccharid, also ein einzelnes Zuckermolekül, kommt in Früchten, Pflanzen und in unserem Blutserum vor und bildet eine wichtige Energiequelle.

Andere Zuckerformen sind Dextrose sowie die in Früchten und Honig enthaltene Fruktose. Ein Disaccharid, also aus zwei Molekülen bestehend, ist die Saccharose in Zuckerrohr, Zuckerrüben und Sorghumhirse. Sie wird in unserem Verdauungstrakt in Glukose verwandelt. Aus Zuckerrohr- und Zuckerrüben gewonnener, raffinierter Zucker ist das reinste chemische Zuckerprodukt, das weltweit in riesigen Mengen hergestellt wird. Rund 45 kg beträgt der durchschnittliche jährliche Zuckerverbrauch pro Person in den USA. Zucker versorgt uns zwar mit Energie, nicht aber mit Nährstoffen. Im Gegenteil: Er entzieht die zu seiner Verdauung erforderlichen Nährstoffe dem Körper und begünstigt deshalb sogar einen Nährstoffmangel.

Stärke besteht aus unterschiedlichen Zuckerbestandteilen, die beim Verdauungsprozess zu Glukose werden. Im Mund schmeckt Stärke nach 15 bis 20 Minuten süß, weil sie durch Einwirkung von Ptyalin im Speichel entsprechend verwandelt wird. Natürliche lange Kohlenhydratketten oder Stärken enthalten Nähr- und Ballaststoffe, die nicht nur wichtige Energiequellen darstellen, sondern auch der Gesunderhaltung des Verdauungstrakts dienen. Viele Hersteller nehmen dem Weizen die natürlichen Nährstoffe und bleichen ihn, um sein Mehl weiß zu machen, mit Substanzen, die von Ernährungsfachleuten für giftig gehalten werden. Dann fügen sie einige synthetische Vitamine hinzu und nennen das Produkt „mit Vitaminen angereichertes Mehl". Das ist reiner Unsinn.

Als Reaktion auf die Zuckeraufnahme sondert die Bauchspeicheldrüse Insulin ab, das Zucker in Glykogen umwandelt und damit Energie erzeugt. Was davon nicht verbrannt wird, bleibt im Körper als Fettablagerung, zurück. Je schneller Zucker aufgenommen wird, desto stärker wird dieses Umwandlungssystem aktiviert. In Zeiten häufiger Aktivierung kann es so sehr beansprucht sein, dass es überreagiert, was entweder zu Blutzuckerverringerung oder bei anfälligen Individuen zu Diabetes[5] führt. Sinkt der Blutzuckergehalt, sehnen wir uns nach mehr Zucker. Ein Teufels-

---

[5] Anm. d. Hrsg.: Diabetes mellitus Typ II, so genannter. „Alterszucker".

kreis entsteht. Geeignete Proteinzufuhr vermag dagegen den Blutzuckergehalt so zu stabilisieren, dass wir nicht mehr nach Zucker lechzen. Es ist also wesentlich gesünder, Proteinriegel zu verzehren als Süßes.

Freilich haben wir alle eine natürliche Tendenz zu Süßem. Immer mehr Menschen aber erkennen, wie schädlich das für unsere Gesundheit sein kann. Manche Ernährungswissenschaftler betrachten Zucker sogar als schleichendes Gift. Aus diesem Grund haben einige Hersteller Süßstoffe oder Zuckersurrogate auf den Markt gebracht, von denen jedoch viele auf lange Sicht schädlich wirken. So sind die Menschen hin und her gerissen zwischen Mengen von schlechtem Zucker und Surrogaten. Warum nicht die Sache selbst in die Hand nehmen und den Naschkatzen-Trieb dämpfen? Dies ist gut für Ihre Gesundheit und außerdem eine hervorragende Übung zur Selbstkontrolle. Ich bin seit langem der Ansicht, dass gegen den gelegentlichen Genuss von Süßem bei ansonsten proteinreicher Ernährung nichts einzuwenden ist. Jüngste Forschungsergebnisse bestätigen diese Annahme.

Bei Kindern jedoch hat Zucker nach Meinung von Ernährungsexperten in vielerlei Hinsicht schädliche Auswirkungen – auch auf ihr Verhalten. Ich stimme dem zu. Aber viele Ärzte vertreten einen anderen Standpunkt und in zahlreichen Geschäften meint man es gut, wenn man Kindern kleine Süßigkeiten schenkt. Das ist völlig verkehrt.

Stärkehaltige Produkte machen einen großen Teil amerikanischer Mahlzeiten aus. Teilweise liegt das daran, dass sie vielen Menschen schmecken. Für mich liegt der Hauptgrund allerdings woanders: Raffinierte stärkehaltige Produkte sind die billigsten Nahrungsmittel und werden deshalb vor allem von Bevölkerungsschichten mit niedrigem Einkommen verzehrt. Leider ist deren „Wirtschaftlich keitsüberlegung" falsch, weil die Billig-Nahrung ihre Gesundheit beeinträchtigen und letztlich zu höheren Arztkosten führen wird.

Wie ich bereits betonte, enthalten Körner und Gemüsesorten eine Vielzahl natürlicher Kohlenhydrate, Nahrungssubstanzen und Ballaststoffe, die für unsere Gesundheit notwendig sind. Mit

Ausnahme von Vitamin C, das in Zitrusfrüchten vorkommt, finden sich alle Vitamine und Mineralien vor allem in Gemüse und Fleisch. Bodenverseuchung, Kunstdünger sowie Verarbeitungsprozesse, bei denen nur Wirtschaftlichkeitsaspekte zählen, führen allerdings bei den meisten Gemüsesorten zu einem Verlust an Nährstoffen. Natürliche Nahrungsmittel weisen heute auch oft einen Mineralmangel auf, weil sie im Verlauf des Wachsens und Reifens zwar selbst Vitamine produzieren, aus der Erde aber nicht mehr genug Mineralien und Spurenelemente ziehen können.

Dauernder Genuss von raffiniertem Zucker und Stärke führt unweigerlich zu degenerativen Erkrankungen wie Arthritis und Fibromyalgie, wiederholten Infektionen, Irritationen des Nervensystems und geringerer Lebensqualität. Wenn Sie im Supermarkt eine Person sehen, die von Arthritis geplagt ist, oder auch Leute mit dicken Brillengläsern, Menschen mit falschen Zähnen, so befinden sich in ihrem Einkaufskorb bestimmt weißes Brot, weißes Getreide, Krapfen, Kartoffelchips und andere raffinierte Produkte.

Viele Sportler nehmen vor einem wichtigen Wettkampf hochkonzentrierte Kohlenhydrate zu sich. Dieses Zuführen von Extra-Energie ist akzeptabel, sollte aber nur gelegentlich erfolgen.

Wir haben hier das Thema Kohlenhydratzufuhr bzw. -vermeidung nur oberflächlich behandelt und nur einige allgemeine Tipps zu einer gesundheitsfördernden Ernährungsweise gegeben. Es gibt aber eine Menge guter Ernährungsbücher, die darauf detaillierter eingehen.

Fette und Öle: In den letzten Jahren hat Fett einen schlechten Ruf bekommen, was weitgehend ungerechtfertigt ist. Es wurde für erhöhten Cholesterinspiegel verantwortlich gemacht und auch für Herzerkrankungen. In begrenztem Umfang mag das richtig sein, vor allem wenn einige für den Fettstoffwechsel wichtige Nährstoffe fehlen. Das Ganze ist jedoch wesentlich komplexer.

Fett ist für unser körperliches Wohlbefinden absolut notwendig. Es dient als Haupt-Energiequelle, und zwar in viel größerem Umfang als Kohlenhydrate. Dies betrifft nicht nur direkt aufgenommenes Fett. Auch Proteine und Kohlenhydrate werden bei

Vorhandensein bestimmter anderer Nährstoffe, insbesondere Lezithin, in Speicherfett verwandelt.

Fett wird im Körper hauptsächlich in zwei Arten gespeichert: zum einen in der Leber als so genannte Triglyceride und zum anderen in verschiedenen, über den ganzen Körper verteilten Depots. Diese Fettdepots dienen als Schutz für einige Organe, haben eine Isolierfunktion und verleihen dem menschlichen Körper runde Konturen. Bis zu einem gewissen Grad kann das, insbesondere bei Frauen, sehr attraktiv sein. Nicht aber im Übermaß.

Man dachte lange Zeit, dass zu viel Fett stets der Gesundheit schadet, dies hat sich jedoch nicht immer als richtig herausgestellt. Das Verdauen aufgenommener Fette beginnt im Dünndarm unter Mitwirkung der Galle, die Wasser, Lezithin, Cholesterin, Mineralien, Säuren und Pigmente enthält. Verdauungsförderliche Enzyme des Dünndarms und der Bauchspeicheldrüse setzen dann diesen Prozess fort. Die Gallenflüssigkeit wird in der Gallenblase konzentriert gelagert und dient der Bearbeitung von Fetten und Ölen in der Nahrung. Eine fettarme Mahlzeit stimuliert die Gallenblase nicht zum Leeren, was zur Bildung von Gallensteinen, Cholesterin oder Pigmenten führen kann. Fettarme Ernährung gefährdet auch die Aufnahme der fettlöslichen Vitamine A, D, E und K. Steine bilden sich vermutlich wegen Mangels an Vitamin E.

Verdautes Fett wird u.a. in Fettsäuren, Glycerol, Lezithin, Vitamin B6, Cholin, Inositol und Magnesium umgewandelt. Dies unterstreicht, was für eine bedeutende Rolle sowohl Vitamine als auch Mineralien im Verdauungsprozess spielen. In der Leber wird Fett in Fettsäuren und Triglyceride für die Energiegewinnung umgewandelt und dient zur Synthese von Cholesterin und Phospholipiden.

Die als Lipide, also fetthaltige Substanzen, bezeichneten Cholesterine, Phospholipide und Triglyceride sind extrem wichtig. Einige in fetter Nahrung enthaltene und somit exogene Cholesterine, führten zum schlechten Ruf der Fette. Eine viel größere Menge Cholesterin wird jedoch im Körper selbst, also endogen, erzeugt – vorwiegend in der Leber, aber auch in anderen Geweben. Manche

Cholesterine werden durch Sonneneinwirkung auf das Vitamin D in der Haut gebildet.

Cholesterin ist ein wichtiger Bestandteil der Zellwände und fördert die Hormonbildung der Adrenalindrüsen, der Eierstöcke und der Hoden. Beim Stoffwechsel wird es in Gallensäure und Gallensalz verarbeitet und dann weiterverwertet. Cholesterin existiert in verschiedenen Formen: als so genanntes LDL (Low Density Lipidprotein), MDL (Medium Density Lipidprotein) und HDL (High Density Lipidprotein), also mit niedriger, mittlerer und hoher Lipoproteindichte. Ein Übermaß an LDL führt zu Ablagerungen in den Arterienwänden, wobei lipoide Kristalle verschmelzen, sodass faseriges Gewebe in die Umgebung eindringt und sich Gefäßplaques bilden. Diese können später verkalken und die betroffenen Blutgefäße blockieren oder eine Schwächung der Zellwände bis hin zu blutenden Rissen verursachen. HDL dagegen nimmt überzählige Cholesterinkristalle auf und wirkt damit einer Plaquebildung entgegen. Forschungen haben ergeben, dass bei erhöhtem LDL eine überschüssige Menge der Aminosäure Homocystein, einem Stoffwechsel-Zwischenprodukt, zu Blutgerinnung und Schädigung der Gefäßwände führt und somit möglicherweise die Hauptursache für Herzattacken ist. Erhöhte Homocystein-Werte lassen sich durch Zufuhr von Vitamin B6, B12 und Folsäure in der Nahrung unter Kontrolle bringen.

Die dritte Gruppe der Lipide bilden die Phospholipide, bestehend aus Fettsäuren und Phosphorsäure. Eine der wichtigeren Substanzen dieser Gruppe, das Lezithin, wirkt als Regulator von Blutfetten. Es ist unentbehrlich bei der Fettverbrennung und damit bei jeglichem Programm zur Reduzierung von Gewicht.

Phospholipide stellen einen wesentlichen Baustein der Zellmembranstruktur dar und wirken bei der Blutgerinnung mit. Sie sind auch in Myelinscheiden vorhanden, die wiederum als „Isolierung" der Nervenstränge fungieren und daher eine große Rolle bei Erkrankungen des Nervensystems spielen.

Wie auch weiter oben schon erwähnt, ist es ein längst bekanntes Phänomen, dass viele Menschen „Naschkatzen" sind..

Wissenschaftler stellten aber auch fest, dass unser Körper nach Fett verlangt, dass wir also auch eine Vorliebe für Fett haben. Da Fett mit Dickleibigkeit assoziiert und auch mit Herzattacken in Verbindung gebracht wird – was beides nicht gerechtfertigt ist – befriedigt die Lebensmittelindustrie das Verlangen der Konsumenten jetzt auch mit einem breiten Angebot an Fettersatzprodukten. Diese sind allerdings bedenklich, da sie keine Absorption fettlöslicher Vitamine ermöglichen und deshalb Gesundheitsprobleme verursachen können. Daher nochmals mein Appell: Nehmen Sie Ihr Leben auch was die Ernährung anbelangt selbst in die Hand!

Auch rotes Fleisch und Eier haben neuerdings aufgrund ihres gemeinhin mit Cholesterin und Übergewicht in Verbindung gebrachten Fettgehalts einen schlechten Ruf bekommen. Das ist wirklich schade, weil beide Nahrungsmittel eine wertvolle Proteinquelle sind, wenn für ihre Umwandlung Lezithin, ungesättigte Fettsäuren sowie das Cholin des Vitamin-B-Komplexes verfügbar sind. Rindfleisch von Weidetieren, frische Eier von Freilandhühnern, die dem Sonnenlicht ausgesetzt sind und natürliche Nahrung zu sich nehmen, enthalten diese Nährstoffe. Der Dotter farmfrischer Eier ist kräftig-gelb. Eier aus nicht artgerechter Tierhaltung haben dagegen keine natürliche Farbe. Dass sie außerdem beim Kochen weniger schnell gar werden als so genannte Freiland-Eier, erfuhr ich vor einigen Jahren vom Leiter eines Mikrowellen-Kochkurses, der dieses Phänomen allerdings nicht erklären konnte. Für mich lässt es sich aber zweifellos auf unterschiedlichen Nährstoffgehalt zurückführen.

Öle – und zwar sowohl Fisch- als auch Pflanzenöle – enthalten die für unsere Gesundheit unverzichtbaren ungesättigten Fettsäuren, so benannt aufgrund entsprechender Kohlenstoffverbindungen in ihrem chemischen Aufbau. Diese Kohlenstoffverbindungen oxidieren mit steigender Raum- oder Kochtemperatur immer schneller, was das Öl ranzig werden lässt und seinen Nährwert zerstört. Anstatt nun bei natürlichen Speiseölen für eine kühle und somit eine nährwerterhaltende Lagerung zu sorgen, hydrieren (härten) viele Hersteller diese Öle, um sie vor raschem Verderb zu schützen, zerstören dadurch aber auch ihren Nährwert. Margarinen, cremige Erdnussbutter und ähnliche Nahrungsmittel sind hydrierte Öle und sollten vermieden werden. Dagegen liefert uns natürliche Erdnussbutter, deren Öl sich an der Oberfläche absetzt und – was ein bisschen lästig ist – wieder eingerührt werden muss, eine Menge Proteine und ungesättigte Fettsäuren.

Für unsere Gesundheit essenzielle Öle enthalten mehrere ungesättigte Fettsäuren. Die zwei wichtigsten Öltypen sind das aus Nachtkerzen, kaltgepressten Oliven, Disteln, Raps und Sojabohnen gewonnene Omega-6-Öl, sowie das in Leinsamen und Fisch enthaltene Omega-3-Öl. Beide Öle sollten Teil unserer Ernährung sein. Öle brauchen wir unbedingt für unseren Fettstoffwechsel sowie für die Erzeugung von Prostaglandinen – das sind aus mehrfach ungesättigten Fettsäuren gebildete Gewebshormone mit vielfältiger Wirkung. In den letzten Jahren fand man zudem heraus, dass Omega-3-Öle Entzündungen hemmen. Akne, also die Verstopfung und Entzündung von Talgdrüsen, ein allgemeines und unangenehmes Problem der Pubertät, lässt sich in der Regel sehr gut durch Einnahme von Pflanzenöl kombiniert mit Lezithin, Vitamin-B-Komplex und Vitamin A behandeln.

Wer auf sein Gewicht achtet, sollte also statt auf gesunde Öle lieber auf andere hoch kalorienhaltige Nahrungsmittel wie Pommes verzichten.

Fette und Öle, wie sie zum Beispiel in Süßwaren enthalten sind, werden im Allgemeinen mit Gewichtszunahme in Verbindung gebracht. Andererseits sind viele der Meinung, dass Obst essen immer gesund sei, übersehen aber dabei die Tatsache, dass Früchte meistens viel Zucker enthalten, der bei Überschuss in Fett umgewandelt wird. Mit Ausnahme von Vitamin C in Zitrusfrüchten sind die meisten anderen Vitamine und Mineralien auch in Fleisch und Gemüse enthalten.

In den USA befasst man sich inzwischen verstärkt mit dem Problem der Fettleibigkeit, die dort nach Auskunft des *Centrum of Disease Control and Prevention* (CDCP) jährlich um insgesamt 1 % zunimmt und interessanterweise in den Mittelweststaaten sowie im Süden sehr häufig zu finden ist, wohingegen Colorado und Hawaii am wenigsten betroffen sind. Die CDCP hat keine Erklärung für diesen geografischen Unterschied. Bei sorgfältigem Nachdenken, kann man ihn aber zumindest teilweise begründen: Zu einer wirkungsvollen Gewichtsreduktion gehört neben einer Änderung der Essgewohnheiten auch körperliches Training zur Kalorienverbrennung. Die feucht-warme Witterung im mittleren Westen und im Süden der USA verführt aber nun gerade dazu, anstrengende physische Aktivitäten zu vermeiden. Andererseits regen in Colorado das angenehme Klima und in Hawaii das wundervolle Wasser des Pazifischen Ozeans zu mehr körperlicher Betätigung an.

Freilich sind der Körperumfang und die gesundheitliche Konstitution eines Menschen teilweise auch durch dessen Gene vorbestimmt. Dennoch bin ich der Überzeugung, dass sich viele Gesundheitsprobleme, die wir als erblich ansehen, in Wirklichkeit auf von unseren Eltern übernommene, falsche Ernährungsgewohnheiten zurückführen lassen.

Die Psyche spielt dabei ebenfalls eine große Rolle. Aus seelischen Problemen können sich verschiedene Formen von Essstörungen entwickeln. Es gibt aber auch Menschen, die sich einfach glücklicher fühlen und deshalb auch gesünder sind, wenn sie mehr Kilos „draufhaben", als nach allgemeinen Maßstäben zuträglich ist.

Zusammenhänge zwischen dem Gewichtswahn und den Strategien der Nahrungsmittelindustrie zeigt Laura Fraser in ihrem 1997 erschienenen Buch *America's Obsession with Weight and the Industry That Feeds It.* Sie betrachtet das Thema in einem ganz neuen Licht und plädiert für eine vernünftigere Herangehensweise.

Vor ein paar Jahren, als in den USA *Bariatrics*, ein medizinisches Gewichtsreduzierungsprogramm, populär wurde, lud mich ein befreundeter Arzt zu einer Seminar-Reihe in Denver ein, die von einigen in dieses Programm involvierten Firmen veranstaltet wurde. Manche der Vorträge, gehalten von Endokrinologen und Psychologen, waren zwar recht interessant, betonten aber zu sehr, dass *Bariatrics* eine legitime Methode sei und man gutes Geld damit verdienen könne. Letzteres schien mir nicht gerade die geeignete Motivation für eine medizinische Anwendung zu sein. Mein Freund jedoch war eine Zeit lang ziemlich begeistert. Er praktizierte, was er predigte, nahm pro Tag 20 Tabletten eines angepriesenen Schilddrüsenpräparats zu sich – und starb im Urlaub an einer Herzattacke.

Bei Gewichtsproblemen sollte man sich mehr am Körperumfang oder an Körpermaßen als an den von der Waage angezeigten Kilogramm orientieren. Festes Gewebe, erzielt durch richtig dosierte Proteinzufuhr und geeignete körperliche Übungen (über das wir später noch sprechen werden), wiegt mehr als schlaffes, das sich übrigens meist im Taillenbereich bildet – was wir daran merken, dass wir den Gürtel weiter schnallen müssen. Vor vielen Jahren, als Skianzüge noch hauteng geschnitten waren, klagte eine Patientin über ihre Schwierigkeiten, in solche Anzüge hineinzukommen. Um Sie zu trösten, erzählte ich ihr, dass auch ich bei manchen Skihosen Probleme hätte, mich hineinzuzwängen. „Bei Ihrer Figur?", fragte sie.

Und hier eine kleine Geschichte zu unserem nächsten Thema: Ein begeistertes Golfspielerpaar stirbt und landet im Himmel. Petrus führt sie zu einer Prachtvilla, an die ein traumhafter Golfplatz grenzt, wo sie jederzeit nach Herzenslust ihrer Leidenschaft frönen dürfen. Phantastisch! Jeder Schlag sitzt perfekt. Sie sind wirklich im Paradies! Am dritten Tag bemerkt die Frau, dass ihr Mann aus irgendeinem Grund sauer ist. „Was hast du denn, Schatz?", fragt sie. „Gefällt's dir im Himmel etwa nicht?" Er darauf grimmig: „Du mit deiner gesunden ballaststoffreichen Ernährung – wir könnten schon seit sieben Jahren hier sein!"

Nun: Einen derart starken Einfluss auf unsere Lebensdauer haben Ballaststoffe, über die wir jetzt ein bisschen sprechen werden, wohl nicht. Dennoch spielen sie in unserer Ernährung eine wesentliche Rolle. Wir beziehen sie ausschließlich aus pflanzlicher Quelle, zumeist aus Gemüse, aus Vollkornprodukten, auch aus Früchten. Nicht dagegen aus Fleisch, Fischspeisen oder Milchprodukten. Es ist längst bekannt, dass Ballaststoffe dem

Stuhlgang Fülle geben und zusammen mit reichlich Flüssigkeit seinen Abtransport durch den Darm begünstigen. Die richtige Art von Ballaststoffen hilft bei Durchfall und gibt dem Körper Zeit, wichtige Nährstoffe zu verarbeiten und aufzunehmen, die bei zu schneller Darmpassage verloren gehen würden. Erst kürzlich hat man herausgefunden, dass Ballaststoffe schädliche Substanzen absorbieren, den Cholesterinspiegel senken, das Krebsrisiko vermindern sowie günstig auf entzündliche Erkrankungen des Darmbereichs wirken. Fraglos haben die gerade in den jüngeren Generationen vermehrt auftretenden degenerativen Erkrankungen und Darmentzündungen mit dem Rückgang von Ballaststoffen in der Nahrung zu tun. Gemüsegärten, früher eine reichhaltige Quelle natürlicher Ballaststoffe, gibt es immer weniger. Da viele Berufstätige kaum mehr selbst kochen, sind sie und ihre Familien auf Fastfood, stark raffinierte Nahrungsmittel und Fertiggerichte mit geringem Ballaststoffanteil angewiesen. Auch die bereits erwähnten, auf rein ökonomische Aspekte ausgerichteten industriellen Verarbeitungsmethoden tragen das Ihre zu dieser Entwicklung bei. Glücklicherweise erkennen einige Hersteller jetzt allmählich das Problem und versuchen, eine Verbesserung zu erzielen.

Flüssigkeitsaufnahme ist von grundsätzlicher Bedeutung. Dabei gibt es keinen Ersatz für Wasser. Tee, Limonaden, Fruchtsäfte und andere Getränke enthalten, selbst wenn sie mit Wasser gemischt sind, Substanzen, die der Körper eliminieren muss – und sehr oft auch unerwünschte Kalorien.

Wasser, die komplexeste aller bekannten Substanzen, hat einzigartige Eigenschaften. Unter normalen atmosphärischen Bedingungen kann es sich in Dampf verwandeln, flüssig oder fest sein. Gefroren ist es leichter als in flüssigem Zustand und daher schwimmfähig. Nicht ohne Grund wird Wasser als erstes der vier Elemente (Wasser, Feuer, Erde und Luft) genannt. Unsere Erdoberfläche besteht zu fast 70 % aus Wasser. Davon sind 97,2 % Meerwasser, also salzhaltig und damit nicht trinkbar. 2 % befinden sich in arktischen Eisdecken und Gletschern, 0,6 % im Grundwasser, 0,017 % in Seen und Flüssen und 0,001 % in der

Atmosphäre. Trinkwasser gibt es weltweit weniger als 1 %, mit abnehmender Tendenz und zunehmender Verschmutzung.

Nach einem Bericht der Umweltorganisation *Environmental Working Group* aus dem Jahr 1994 sind in den USA die Wasservorräte sämtlicher Hauptstromgebiete, speziell des Mississippi, mit Pestiziden und Insektiziden verseucht. Im selben Bericht wurde festgestellt, dass das Wasser des Colorado River zu den saubersten gehört, da es von den Bergen – aus Schneeschmelze und Regen – kommt und nicht durch landwirtschaftliche Düngemittel belastet wird.

Der Mensch kann nur einige Minuten ohne Luft leben, wenige Tage ohne Wasser und für zwei oder drei Monate ohne Nahrung. Ein menschlicher Embryo besteht aus 80 % Wasser, ein Neugeborenes aus 75 % und ein Erwachsener ungefähr aus 65 %. Für jeden Prozess in unserem Körper ist Wasser oder ein wässeriges Medium erforderlich. Wir müssen eine ausreichende Wassermenge in unserem Körper haben, um Abfallprodukte aus unserem Darm und unserer Niere ausscheiden zu können. Wenn die Wasseraufnahme unzureichend ist, absorbiert der Körper Wasser aus dem Stuhl, was diesen hart und die Entleerung schwieriger macht. Der Urin wird konzentriert, es kann zur Bildung von Nierensteinen kommen, eine sehr schmerzhafte Angelegenheit. Wasser ist auch notwendig, um z. B. die Schleimhäute der Nebenhöhlen, Atemwege und der Lungen zu befeuchten. Sind diese zu trocken, erhöht sich die Anfälligkeit für Allergien und Infektionen, der Austausch von Sauerstoff und Kohlendioxid wird erschwert. Allein durch das Atmen verlieren wir über jene Schleimhäute täglich einen halben Liter Wasser – in trockenen Klimazonen sogar noch mehr, weshalb sich dort der Einsatz von Luftbefeuchtern empfiehlt. [6] Bei zu geringer Flüssigkeitszufuhr lagert der Körper Wasser ein, was zu Ödemen führen kann. Dagegen hilft nur eins: Mehr Wasser trinken und mehr Proteine essen, weil diese das Wasser in den Blutgefäßen halten.

---

[6] Anm. d. Hrsg.: Selbstverständlich nur, falls man das trockene Klima nicht gewöhnt ist.

Weltweit wächst die Besorgnis über mögliche Schadstoffe in unserem Wasser – mag es sich nun um Wasser aus kommunalen Reservoirs, Quellwasser, Flaschenwasser oder Regenwasser handeln. Sicherheit in Bezug auf die Wasserqualität bringt nur ein Labortest. Wer destilliertes Wasser trinkt, sollte ergänzend Mineralstoffe zu sich nehmen. Um Infektionen zu verhindern, wird kommunalem Trinkwasser in der Regel Chlor zugesetzt. Zu viel davon kann allerdings giftig sein. Was die in den USA ebenfalls häufig hinzufügten Fluorsubstanzen anbelangt, zeigt sich immer mehr, dass diese nicht wie angenommen die Zähne festigen, sondern stattdessen toxische Effekte haben können.

Wie steht es mit anderen Getränken? Erinnern Sie sich, was Ihnen Ihre Mutter sagte? – „Alles in Maßen." Alkoholgetränke erhalten zwar viel Wasser, aber übermäßig viel Alkohol wirkt bekannterweise schädlich. Er muss als Teil des Kohlenhydratstoff wechsels verarbeitet werden, was Nährstoffe erfordert. Menschen, die zu viel Alkohol trinken, leiden deshalb fast immer an Nährstoffmangel. Kaffee, dessen Koffeingehalt das Nervensystem stimuliert, wird weltweit in großen Mengen konsumiert. Menschen, die nicht ordentlich essen, benötigen morgens oder auch tagsüber diesen Wachmacher. Koffein regt aber nicht nur das Nervensystem, sondern auch den Ausstoß von Adrenalin an, erhöht den Blutdruck, irritiert die Herzmuskulatur, verändert die Blutzirkulation und stimuliert die Magensäureproduktion, was zu Geschwüren führen kann. Es wirkt zudem harntreibend und fördert so den raschen Verlust von Nährstoffen. Darüber hinaus trägt es zu erhöhtem Cholesterinspiegel bei und kann Schlaflosigkeit verursachen. Und wie sieht es bei entkoffeiniertem Kaffee aus? Auch die aromatischen Öle, die dem Kaffee Duft und Geschmack verleihen, stören die Tätigkeit des Magens und können reflexartige Schmerzen im Rücken hervorrufen. Tee enthält zwar genauso viel Koffein wie Kaffee, seine Gerbsäure kann aber manche Magenstörung besänftigen. Kräutertees enthalten zudem viele wohltuende Stoffe, sollten aber auch nur zusätzlich zu Wasser konsumiert werden. Limonaden haben viele Nachteile und doch – auch ich trinke sie ab und zu. Viele sind mit Koffein angereichert, andere mit Soda, was den gegenteiligen Effekt hat. Manche enthalten als Süßmittel Getreidesirup, der übrigens Bestandteil in fast jedem künstlichen Süßstoff ist – schlecht für Menschen mit Blutgruppe 0, der häufigsten, denn sie vertragen keinen Weizen.

Was ist mit Fruchtsäften? Leute, die wegen des angeblich hohen Vitamin-C-Gehalts Orangensaft trinken, bekommen nicht, was sie erwarten. Der größte Teil des Vitaminkomplexes in Zitrusfrüchten befindet sich in dem weißen Fruchtfleisch unter der Haut. Wenn frisch gepresster Orangensaft nicht innerhalb von 20 Minuten getrunken wird, oxidieren 80 % seiner Ascorbinsäure und gehen verloren. Preiselbeersaft hat einiges an Vitamin C und säuert den Urin, was Entzündungen in Blase und Harnleiter entgegenwirkt. Jüngste Forschungen von Dr. John Folt an der *University of Wisconsin Medical School* haben ergeben, dass die Flavonoide in roten Weintrauben die Blutgerinnung beeinflussen und so möglicherweise einem Herzinfarkt vorbeugen helfen – ein weiteres Beispiel für die gesundheitsfördernde Wirkung natürlicher Substanzen.

Mein grundsätzlicher Rat: Führen Sie Ihrem Körper regelmäßig 8 bis 10 Glas Wasser am Tag zu und genießen Sie andere Getränke nur gelegentlich.

Vitamine

Natürliche Nahrungsmittel enthalten Vitamine, Mineralien und Enzyme, denn diese Elemente sind absolut notwendig für den Stoffwechsel. Zu keinem Ernährungsthema aber kursieren vermutlich mehr Fehlinformationen als in Bezug auf Nahrungsergänzung durch Vitamine. Ich schüttle immer den Kopf, wenn es im Fernsehen bei der Werbung für Nahrungsergänzungsmittel heißt: „Fragen Sie Ihren Arzt" – denn gerade der ist bei Ernährungsfragen unglücklicherweise oft der falsche Ratgeber. Freilich gibt es auch Ausnahmen. Ich denke da z. B. an

Andrew Weil, MD, der u. a. den Bestseller *Spontaneous Healing* geschrieben hat, an Robert C. Atkins, MD, Autor von *Nutrition Breakthrough* und Herausgeber des monatlichen Reports *Health Revelations*, oder an William Campbell Douglas, MD, Verfasser von *Second Opinion*, und Julian Whitaker, MD, aus dessen Feder *Health and Healing* stammt. Leider wissen aber viele Ärzte nichts über die Bedeutung von Nahrungsergänzungsmitteln. Dazu befragt, murmeln sie entweder etwas von „ausgewogener Ernährung" oder behaupten, derartige Ergänzungsmittel seien völlig überflüssig und man würde sie sozusagen nur die Toilette runterspülen. Ich dagegen war immer der Meinung, dass es besser ist, überschüssige Nahrungsergänzungsmittel auf der Toilette auszuscheiden als überhaupt keine zu nehmen. Mich jedenfalls haben sie immerhin fünfzig Jahre hindurch Tag für Tag arbeitsfähig bleiben lassen. Ärzte, die sich gegen Nahrungsergänzung aussprechen, sollten nur mal zurückdenken und ihr Physiologie-Lehrbuch aus der Studienzeit zur Hand nehmen. Dann würden Sie sich schämen, einen so wichtigen Aspekt ihrer Ausbildung vergessen zu haben. Obgleich es an vielen medizinischen Ausbildungsstätten das Fach Ernährungswissenschaft nicht gibt, lernt man dort doch eine Menge über Physiologie.

Wie schon eingangs erwähnt ist dieses Buches nicht als Nachschlagewerk zum Thema Ernährung gedacht. Deshalb möchte ich im Folgenden nur die wichtigsten Aspekte der verschiedenen Vitamine anreißen und einige weit verbreitete Irrtümer beseitigen.

Vitamin A: Wegen seines angeblich lebertoxischen Effekts scheuen sich viele, eine adäquate Dosis dieses Vitamins zu sich zu nehmen Vitamin A ist ein fettlösliches Vitamin und wird in der Leber gespeichert, weshalb diese für den Körper eine gute Vitamin-A-Quelle darstellt. Ein Zuviel an Vitamin A stört den Stoffwechsel in der Leber, was unangenehme Auswirkungen hat. Man fühlt sich lethargisch und schwach. In ernsteren Fällen kann es zu Haarausfall, Gelenkschmerzen, verschwommenem Sehen und schuppiger Haut kommen – wobei es sich aber nicht um eine Vergiftung im eigentlichen Sinn handelt. Ich kenne nur einen einzigen Fall von so genannter Vitamin-A-Vergiftung: Eine junge Dame nahm zur

Behandlung von Akne täglich 250.000 Einheiten zu sich. Als die Akne verschwand, nahm sie weiterhin dieselbe Menge ein – was zu einigen der oben genannten Auswirkungen führte. Sobald sie die Dosis heruntergeschraubt hatte, ging es ihr aber wieder gut.

Die vom FDA empfohlenen 10.000 Einheiten täglich sind die kleinste Vitamin-A-Menge, um einem „offensichtlichen Mangel" entgegenzuwirken. Wenn Sie wie ein Pilz im Dunkeln leben und gefilterte Luft einatmen würden, könnten Sie damit zurechtkommen, unter normalen Lebensbedingungen aber nicht. Manche Hautkliniken verabreichen z. B. bei Schuppenflechte, einer äußerst hartnäckigen Hauterkrankung, sogar 800.000 bis 900.000 Einheiten täglich – und das drei Wochen lang. Nach der dritten Woche lässt sich in der Regel eine deutliche Verbesserung des Hautzustands feststellen und die Dosis kann reduziert werden. Ernährungsfachleute sagen, dass man ohne Risiko 200.000 Einheiten auf längere Dauer verabreichen kann, ohne dabei Probleme zu bekommen. Ich habe fünfzig Jahre lang 100.000 bis 150.000 Einheiten am Tag genommen. Ich habe keine Allergien, kaum Erkältungen und muss nicht über vermindertes Nacht-Sehvermögen klagen – das gewöhnlich das erste Zeichen für Vitamin-A-Mangel ist. Beim Skifahren in diffusem Licht sehe ich besser als andere.

Vitamin A wird in erster Linie für den Sehvorgang benötigt sowie für die Zellkomponenten des Auges, unterstützt aber auch die anderen vier unserer fünf Sinne. Es ist wichtig für Haut, Haare, Nägel, Zahnschmelz und für Aufbau und Funktion der Schleimhäute des Atmungs-, Verdauungs- und Harntrakts. Es beugt dem grauen Star vor, bildet ihn in manchen Fällen sogar zurück. Es hilft bei chronischen Infektionen der Schleimhäute in den Nebenhöhlen sowie in Dickdarm, Blase und Vagina und mildert leichtere Allergien spürbar. Ebenso brauchen die Schleimhäute der Gelenke Vitamin A, das deshalb auch bei Arthritis hilfreich ist, wie Dale Alexander, dessen Mutter an dieser Erkrankung litt, in seinem Buch *Arthritis and common Sense* beschreibt. Allerdings geht er dort aufgrund des fettlöslichen Charakters von Vitamin A fälschlicherweise davon aus, dass es die Gelenke schmiert – was natürlich nicht stimmt. Diese Aufgabe übernimmt die wässrige Gelenkflüssigkeit.

Vitamin A ist auch wesentlich für die Proteinsynthese, indem es zur Bildung und Reparatur von Zellwänden, speziell in den Schleimhäuten, beiträgt, sowie für das Immunsystem.

Einige Menschen halten es für sicherer, Betacarotin einzunehmen, das der Körper zu Vitamin A konvertiert. Ich dagegen greife lieber gleich zu Vitamin A. Menschen, die ihre Augen sehr strapazieren müssen, sollten adäquate Mengen Vitamin A zu sich nehmen, also mindestens 50.000 bis 75.000 Einheiten pro Tag. Bei fluoreszierendem Licht ist der Vitamin-A-Bedarf höher als bei weißem Licht und bei diesem wiederum höher als bei natürlichem Tageslicht.

Die besten Vitamin-A-Lieferanten sind Leber, Butter, Sahne und gelbes Gemüse.

Vitamin-B-Komplex: Komplex ist der geeignete Ausdruck für diese Gruppe wasserlöslicher Vitamine, die alle in Beziehung zueinander stehen und in unserem Körper wichtige Aufgaben übernehmen. Man unterscheidet folgende elf Komponenten: B1 oder Thiamin, B2 oder Riboflavin, B3 oder Niacin, B5 oder Pantothensäure, B6 oder Pyridoxin, B12 oder Cobalamin, Folsäure, Biotin, Inositol und Choline. Sie sind wesentlich für den Stoffwechsel und für die Energieproduktion in den Körperzellen, aber auch für das Funktionieren des Nervensystems. Sie geben unserem Haar, unserer Haut und unseren Nägeln Nahrung, fördern guten Appetit und gute Verdauung und unterstützen die Bildung roter Blutzellen. Beim Kauf von Vitamin-B-Präparaten sollten Sie Folgendes beachten: Die in Drogeriemärkten angebotenen Vitamin-B-Komplexe bestehen meist nur aus vier oder fünf synthetischen B-Vitaminen, während die zum Beispiel in Naturkostläden oder Reformhäusern erhältlichen natürlichen oder organischen Präparate in der Regel alle elf enthalten. Und wir benötigen sämtliche. Jedes der B-Vitamine wirkt auf seine Weise. So fördert z. B. B1 den Appetit, B2 die Eisenaufnahme, B3 verbessert durch Gefäßerweiterung die Blutzirkulation, B6 unterstützt die natürliche Entwässerung, B12 hilft gegen Anämie und Choline sind wichtig für den Cholesterinstoffwechsel, um einige Beispiele zu nennen. Auch wenn man Vitamin B nur für einen spezifischen therapeutischen Zweck verwendet, sollten Basismengen aller B-Vitamine eingenommen werden.

B-Vitamine werden beim Kochen sowie durch den Genuss von Alkohol, Kaffee und Tabak und durch Stress dezimiert.

Erste Zeichen für Vitamin-B-Mangel sind gewöhnlich eine Rötung der Zunge und eingerissene Mundwinkel. Auch Verdauungsprobleme, Erschöpfung und nervliche Probleme treten auf. Es empfiehlt sich, Vitamin B regelmäßig als Anti-Stress-Mittel einzunehmen. Die besten natürlichen Vitamin-B-Lieferanten sind Weizenkerne, Brauhefe und die Hülsen von braunem Reis, die bei der Herstellung von weißem Reis anfallen. B-Vitamine sollten in über den Tag verteilten Dosen genommen werden, da sie wasserlöslich sind und damit nicht so gut gespeichert werden können wie fettlösliche Vitamine.

Vitamin-C-Komplex: Das sind Ascorbinsäure, Hesperidin, Rutin und die Bioflavonoide. Wie beim Vitamin-B-Komplex gilt auch hier: viele im Handel angebotene Präparate sind nicht vollständig. Sie enthalten nur Ascorbinsäure, die allein aber nicht so wirksam ist wie der Komplex. Der menschliche Körper kann nicht eigenständig, wie andere Säugetiere, Vitamin C produzieren, daher muss es ihm über die Nahrung zugeführt werden. Vitamin C ist extrem wichtig für das Immunsystem! Fehlt es, können wir keine weißen Blutkörperchen produzieren. Aufgrund zunehmender Bakterienbelastung, verursacht durch die äußerst bedenkenlose Antibiotika-Anwendung gewinnt dies zunehmend an Bedeutung. Studienergebnisse, denen zufolge Vitamin C bei der Bekämpfung von Infektionen ineffektiv ist, sind in insofern falsch, als dabei von nur einigen hundert Milligramm Vitamin C ausgegangen wurde, was aber keine therapeutische Dosis darstellt. Bei ernsthaften Infektionen können 1.000 mg Vitamin C gegeben werden, und zwar stündlich rund um die Uhr, da es keine toxischen Nebenwirkungen gibt. Durch gleichzeitige Zufuhr von viel Wasser lassen sich eventuell durch die Vitaminsäure verursachte Magen- oder Blasenirritationen verhindern.

Vitamin C ist wichtig für alle verbindenden Gewebe – also für Faszien, Bänder, Sehnen, Muskeln und Blutgefäßwände. Es unterstützt nach chirurgischen Eingriffen oder traumatischen Verletzungen die Wundheilung, hilft bei Zerrungen und Verstauchungen und kann Blutergüssen vorbeugen. Im Zusammenspiel mit anderen Nährstoffen wirkt es gegen Arterienverhärtung. Zudem hat es sich als gutes Antioxidationsmittel gegen Gewebe schädigende freie Radikale erwiesen, hilft Alterungsprozesse im Bindegewebe und im Gehirn zu verzögern und wird auch gegen Frostbeulen eingesetzt.

Nikotin, Alkohol, Luftverschmutzung Schwermetallvergiftungen und zahlreiche Drogen schwächen die Wirkung von Vitamin C. Das Gleiche passiert bei Einnahme von Aspirin, und vermutlich lässt sich das Reye-Syndrom (eine seltene, nach fiebrigen Infekten der Atemwege auftretende Leber-Hirn-Erkrankung bei Kindern), teilweise auf diesen durch Aspirineinnahme verursachten Substanzverlust von Vitamin C zurückführen, denn viele Ärzte verschreiben zur Fiebersenkung Aspirin, ohne zu bedenken, dass Fieber die natürliche Antwort des Körpers auf eine Infektion darstellt.

Natürliche Vitamin-C-Lieferanten sind Zitrusfrüchte und wilde Hagebutten. Den höchsten Vitamin-C-Gehalt hat wie schon erwähnt der weiße Teil von Zitrusfruchtschalen, der meist in den Abfall wandert. Adelle Davis empfiehlt daher, nur die äußere, ölige Haut zu entfernen, die Frucht in einem Mixer zu entsaften und dann rasch zu trinken. Zu therapeutischen Zwecken verabreicht man Vitamin C am besten in konzentrierter Form als Tabletten.

Vitamin D: unterstützt die Knochenbildung, die Herztätigkeit, das Funktionieren des Nervensystems und die Entwicklung der Augen. Es kommt in Fischöl vor und entsteht durch Einwirkung von UV-Strahlen auf Cholesterin in unserer Haut. Vitamin-D-Mangel schwächt die Knochen und kann auch die Ursache für unregelmäßigen Herzschlag sein.

Vitamin E: ist auch sehr wichtig, weil es für bessere Sauerstoffnutzung im Körper sorgt und dadurch das Herz entlastet sowie das Leben der Zellwände verlängert. Zudem wirkt es stabilisierend auf den Hormonhaushalt, verzögert den Alterungsprozess und unterstützt die Heilung von Brandwunden. Darüber hinaus spielt Vitamin E eine bedeutende Rolle als Abwehrstoff gegen die Bildung von freien Radikalen. Es beeinflusst die Blutgerinnung und trägt zum Schutz vor Ozon bei. Es fördert die Entwicklung von Knochenendstücken (Epiphysen) und hat dadurch steuernde Wirkung auf das Knochenwachstum. Vitamin E kommt in fettlöslicher Form in Pflanzenölen, in Weizenkeimen sowie in Vollkorngetreide vor und in wasserlöslicher Form in einigen Gemüsearten.

Seine Wirkung verliert es z. B. durch Erhitzen, durch anorganische Eisensalze (u. a. in Eisensurrogaten) sowie durch Einnahme der Antibaby-Pille.

Vitamin K: wirkt hauptsächlich beim Gerinnungsmechanismus mit. Herrscht ein Mangel an diesem Vitamin, wie es manchmal bei Neugeborenen der Fall ist, deren Mutter sich während der Schwangerschaft unzureichend ernährt hat, kann es zu unkontrollierten Blutungen kommen. Vitamin K ist in den Bakterien der Darmflora enthalten, aber auch in der Leber sowie in grünem Blattgemüse.

Mineralien und Spurenelemente

Mineralien und Spurenelemente braucht unser Körper u.a. zum Erhalt und zur Reparatur der verschiedenen Gewebe sowie zur Bildung von Enzymen, Hormonen, Trägersubstanzen. In natürlicher Nahrung kommen Vitamine, Mineralien und Spurenelemente gemeinsam vor. Vitamine erzeugen die Pflanzen während ihres Wachstums- und Reifeprozesses selbst. Mineralien und Spurenelemente aber beziehen sie aus dem Boden. Aufgrund von Intensivbewirtschaftung und künstlicher Düngung verarmen jedoch unsere Böden, die ursprünglich so reich an Mineralien und Spurenelementen waren, zunehmend. Unsere Nahrung bewusst mit solchen Stoffen zu ergänzen, wird deshalb immer wichtiger.

Vermutlich ist auch der in jüngster Zeit bei vielen Menschen festgestellte Sulfat-Mangel auf fortschreitende Bodenverarmung zurückzuführen. Als Ergänzungsmittel empfiehlt sich hier ein Methyl-Schwefel-Methan-Produkt – oder einfach MSM – das man in den meisten Naturkostläden und Reformhäusern bekommt. Es soll bei der Heilung vieler Entzündungen helfen.

Das bereits beschriebene, komplexe Zusammenspiel aller natürlichen Elemente in unserer Nahrung, macht so genannte Ernährungsforschung sehr schwierig, wenn nicht unmöglich. Forscher versuchen, sich auch hier wie im Bereich der Medikamentenforschung auf nur eine Substanz zu konzentrieren. Und das funktioniert eben nicht.

Heilkräuter

Seit Urzeiten verwendet der Mensch Kräuter, von denen es buchstäblich Tausende gibt, die medizinisch wirksam und wohltuend sind. Und doch hören wir seitens der Schulmedizin immer noch das alte Gegenargument: „Es gibt keine wissenschaftlichen Beweise." Aber das ändert sich. Es wird eine umfassende Forschung betrieben, welche die Wirksamkeit von Kräuterstoffen belegt. Eines sollte allerdings klar sein: Kräuter können eine Nahrungsergänzung durch Vitamine und Mineralien nicht ersetzen, sie bilden jedoch eine hilfreiche Beigabe.

Ein wichtiges Produkt möchte ich aber in diesem Zusammenhang noch anführen: das mächtige Antioxidans Pycnogenol, ein Abwehrstoff, gewonnen aus der Rinde einer bestimmten Kiefernart und aus Traubenkernen. Die Bedeutung solcher Produkte wächst mit der zunehmenden Verschmutzung und Belastung unserer Umwelt – auch ein Thema, auf das wir in einem späteren Kapitel noch genauer eingehen werden.

2 – Bewegung

Bill hat Potenzschwierigkeiten, die sein Eheleben gefährden. An einem Montagmorgen konsultiert er deswegen seinen Arzt. Der untersucht ihn sorgfältig und sagt: „Was Ihnen fehlt, ist Bewegung. Gehen Sie jeden Tag fünf Meilen. Beginnen Sie gleich heut Nachmittag und rufen Sie mich dann am Ende der Woche an." Nach fünf Tagen läutet das Telefon des Arztes und Bill ist dran. „Na", fragte ihn der Arzt, „wie läufts denn jetzt bei Ihnen daheim mit dem Sex?" Darauf Bill: „Keine Ahnung! Ich bin ja 25 Meilen von zu Hause entfernt!"

Bewegung ist Leben – das gilt für den ganzen Körper und für seine einzelnen Glieder, für die Muskeln, das Blut, die Lymphflüssigkeit, das Gehirn und den Liquor. Vor noch nicht allzu langer Zeit verschrieb man Müttern neugeborener Kinder für zwei Wochen Bettruhe. Sie wurden danach so schwach, dass sie sich kaum um ihre Säuglinge kümmern konnten. Heutzutage ist das anders: Moderne Frauen verlassen im Regelfall das Kindbett bzw. das Krankenhaus sehr schnell, oft schon nach einem Tag. Auch nach operativen Eingriffen sorgt man inzwischen für eine möglichst rasche Mobilisierung der Patienten, weil dadurch, wie man herausfand, die Heilungsprozesse viel rascher und unkomplizierter verlaufen. Selbst schwer Herzkranken geht es besser, wenn sie sich bewegen und geeignete Übungen machen. Das Gleiche gilt bei leichteren Sportverletzungen. Ernsthaft Verletzte hält man heute sogar rund um die Uhr in Bewegung – mit CPM, einer konstanten passiven Bewegungsmaschine. Warum? Weil die für einen optimalen Heilprozess erforderliche Blutzirkulation im körperlichen Ruhezustand auf ein Minimum herunterfährt. Wesentliche Nährstoffe werden dann nicht mehr zu allen Körperpartien befördert, Abfallprodukte verklumpen. Bewegung dagegen entspannt die Nerven, unterstützt das Ausscheiden von Abfallprodukten und verbessert generell die Körperfunktionen.

Eine der wichtigsten Bewegungen ist das Dehnen. Tiere tun es, wenn sie sich erheben. Unser Verstand hat diesen wichtigen Instinkt abgeblockt. Statt sich schon morgens zu strecken, stehen die meisten Menschen einfach auf und gehen los – und beklagen sich dann darüber, steif zu sein. Gut trainierte Athleten wissen ebenso wie Trainer oder Physiotherapeuten, dass man vor jedem Bewegungsprogramm bzw. jedem Sport Dehnungsübungen machen sollte. Aber auch vor dem Zubettgehen sind solche Übungen hilfreich, um Verspannungen, die sich über den Tag gebildet haben, zu lösen.

Welche körperlichen Übungen nun der Einzelne machen sollte und mit welcher Intensität, hängt auch von seiner täglich sich ändernden Kondition ab – und die wiederum wird beeinflusst vom allgemeinen Gesundheitszustand, von körperlichen Einschränkungen, Wetterbedingungen, vom Stresslevel, von Ernährungssünden, Umweltfaktoren usw.

Mit Patienten, die zu intensiven Übungen nicht in der Lage sind, mache ich Atemdehnübungen: Ellbogen anwinkeln, Arme und Schultern hochnehmen, wobei die Arme so weit wie angenehm nach hinten gestreckt werden. Die dadurch entstandene Muskelanspannung zieht die oberen Rippen hoch, die sonst nur bei sehr starker Atmungs-Aktivität bewegt werden. Dann zwölf bis fünfzehn Mal kräftig durchatmen und bei weiterhin oben gehaltenen Armen den Kopf mehrmals im und gegen den Uhrzeigersinn drehen. Dies ist auch eine gute Übung für Menschen, die den ganzen Tag am Computer sitzen.[7]

Ist das Muskel- und Skelettsystem einigermaßen normal strukturiert (siehe Teil II) trainieren wir unseren Körper auf einfachste, natürlichste und ausgewogenste Art, indem wir wandern, laufen oder schwimmen.

---

[7] Anm. d. Hrsg.: Diese Übung empfiehlt sich selbstverständlich nur bei Menschen, die keine Probleme an der Halswirbelsäule haben.

Wandern: Menschen, die körperlich beeinträchtigt sind, sollten langsam und so entspannt wie möglich gehen und dabei tief atmen, um den Mangel an aerobischer Aktivität auszugleichen. Bei normaler Kondition empfiehlt sich *Power Walking* oder auch *Nordic Walking*. Beides beschleunigt durch raschere und verstärkte Bewegung den Sauerstoff-Kohlendioxid-Austausch. Zwei oder drei kurze Übungseinheiten bringen hier aber meiner Ansicht mehr als eine lange. Bei schlechtem Wetter kann man in Fitnessstudios in Verbindung mit anderen Übungsgeräten Laufbänder benutzen, wobei Nordic-Walking-Geräte den Oberkörper mehr beanspruchen.

Laufen – sei es nun gemächliches Joggen oder ein schnellerer Dauerlauf, jeweils mit kurzen Sprints – eignet sich für jeden, der eine gute Kondition besitzt. Nochmals: Die Intensität einer Übung sollte immer der jeweiligen Tageskondition angepasst sein. Treppen auf und ab laufen, wie es manche Athleten tun, ist sehr anstrengend und daher nur was für Leute, die wirklich fit sind.

Schwimmen in nicht zu kaltem Wasser und in unterschiedlichem Stil, damit möglichst viele Muskeln beteiligt werden, ist sowohl für gesunde als auch für behinderte Menschen in vielerlei Hinsicht das ideale körperliche Training. Zum einen mobilisiert es den gesamten Körper, zum anderen entlastet es ihn, weil das Wasser ihn trägt. Wer unter steifem Nacken leidet, kann beim Brustschwimmen einen Schnorchel benutzen, wie er in allen Sportgeschäften erhältlich ist. Bewegungen im Wasser, das wesentlich mehr Widerstand bietet als Luft, sollten bedächtig ausgeführt werden.

Einen hohen Trainingseffekt innerhalb relativ kurzer Zeit erzielt man durch **Seilspringen**. Man sollte dabei allerdings leicht auf den Zehenspitzen stehen, um den unteren Rückenbereich zu schonen.

Radfahren ist eine weitere gute Übung, bei der man der Kraft der Gravitation teilweise entgegenwirkt. Der Sattel sollte so hoch sein, dass die Knie beim Durchtreten der Pedale nach unten voll durchgestreckt werden können. Normalerweise ist ein Mountainbike oder ein ähnliches Fahrrad, auf dem man aufrecht sitzt, besser als ein Rennrad, das eine aerodynamisch ideale, aber den Nacken belastende Körperhaltung erfordert.

Wer sich durch solche einfacheren sportlichen Betätigungen fit hält, ist auch leichter in der Lage, sich an anstrengenderen Sportarten wie Tennis oder Fussball zu erfreuen und davon zu profitieren.

Golfspielen: erfordert einen ziemlich einseitigen Körpereinsatz, was das Schwingen des Schlägers anbelangt. Hier ein paar Tipps, wie Sie auch bei dieser Sportart etwas für Ihre Gesundheit tun können: Suchen Sie sich einen Golfplatz, auf dem man zu Fuß gehen darf. Bücken Sie sich beim Aufheben des Balls nicht, gehen Sie stattdessen rückenschonend in die Knie. Und falls Sie Ihre Golftasche selbst tragen, dann bitte mal links, mal rechts.

Bowling: ist eine der beliebtesten sportlichen Freizeitbeschäftigungen, lustig, gesellig und das ganze Jahr hindurch ausübbar. Offenbar kommt der Körper in der Regel gut zurecht mit der einseitigen Bewegung bei dieser Sportart, denn ich kenne relativ wenige Patienten, die aufgeben mussten.

Trampolinspringen: halte ich für keine gute Übung, denn durch das Zurückschnellen entsteht ein erheblicher Druck, der die Schwerkraft noch verstärkt. Akrobatische Übungen bergen eine ziemlich hohe Verletzungsgefahr, selbst wenn sie von trainierten Sportlern ausgeführt werden.

Gewichtheben: wird von vielen Leuten im Fitness-Studio ausgeübt. Durch Gewichtheben bildet sich zusätzliche Körpermasse, aber nicht in Form guter, funktioneller Muskeln, wie sie bei anderen Sportarten aufgebaut werden. Zudem verletzen sich viele bei diesen Übungen. Bandscheibenvorfälle kommen recht häufig vor. Der größte Nachteil des Gewichthebens ist, dass es enorm verstärkt, was die natürliche Schwerkraft bereits beim aufrechten Stehen bewirkt. An wiederkehrenden oder ständigen Rückenproblemen leidende Menschen meinen oft, ihr Rücken sei zu schwach, und versuchen dann, ihn durch Gewichtstraining zu stärken. In Wirklichkeit entsteht ihr chronisches Problem aus Blockierungen einzelner Gelenke und Veränderungen der Muskelfasern und Faszien, zumeist verursacht durch stress- oder verletzungsbedingte Verspannungen. Viele Ärzte und Therapeuten verschreiben bei solchen Beschwerden

Eispackungen. Die Kälte betäubt zwar den entsprechenden Bereich und bewirkt eine vorübergehende Linderung, vermindert jedoch die Zirkulation und verzögert so in Wirklichkeit die Heilung. Dehnung, Bewegung und vor allem Wärme sind in solchen Fällen viel zuträglicher. Eine Wärmebehandlung von fünfzehn bis zwanzig Minuten kann Wunder wirken. Bei akuten Verletzungen allerdings vermindert Eis Blutungen und Schwellungen. Es sollte aber nicht mehr angewandt werden, wenn die Schwellung zurückgegangen ist. Ebenso kann man Eis bei einer akuten Entzündung einsetzen, aber wiederum nur vorübergehend.

Alle Aktivitäten, die mit Gewichttragen zu tun haben, gehen voll zu Lasten unserer Füße. Fußprobleme sind daher weit verbreitet. Auch Füße müssen gedehnt und trainiert werden. Meine Patienten müssen zwei Dinge tun:. Nachdem die Schuhe ausgezogen sind, den Fuß nach unten strecken und im Uhrzeigersinn und dagegen rotieren lassen. Dann – sozusagen als Gegenmaßnahme, weil sich ihre Zehen beim Gewichttragen aufgrund der Anspannung nach oben biegen müssen – veranlasse ich sie, ihre Zehen wiederholt über die Kante einer Treppenstufe oder eines dicken Buches nach unten zu biegen und sie dazwischen immer wieder kurz zu entspannen.

Rudermaschinen und Geräte, die das Treppensteigen simulieren, mögen für viele eine gute Trainingsmöglichkeit sein – für Menschen mit Rückenproblemen sind sie es nicht.

Hängegeräte, an denen man kopfüber hängt, eignen sich dagegen bei Problemen im Bereich der Lendenwirbelsäule ausgezeichnet. Sie sind, wie Untersuchungen ergaben, auch für Personen mit hohem Blutdruck unbedenklich, nicht ratsam jedoch für Menschen, die aufgrund von grünem Star einen erhöhten Augeninnendruck haben.

Augentraining: Dass sich durch gezielte Augenbewegung die Sehkraft verbessern lässt, bewies schon um 1900 der angesehene New Yorker Augenarzt William N. Bates, MD, der mit einem von ihm entwickelten Augentraining enorme Erfolge erzielte. Er war radikal gegen das Tragen von Brillen, weil sie nur Symptome lindern, nicht aber das eigentliche Problem beseitigen. Das brachte ihm Schwierigkeiten mit dem medizinischen Berufsstand, er wurde aus der *American Medical Association* ausgeschlossen. Meine Mutter wandte jedoch die Bates-Übungen an mit der Folge, dass sie wieder fähig war, ohne Brille selbst Kleingedrucktes zu lesen, während sie davor das Telefonbuch nicht einmal mehr mit Brille hatte entziffern können. Die Arbeit von Dr. Bates wurde übrigens durch Marilyn B. Rosanes-Berret, PhD, Verfasserin von *Do You Really Need Glasses,* fortgeführt.

Um nach dem Ausheilen einer Verletzung wieder zu voller Leistung zu kommen, kehrt man besten genau zu jenen Übungen zurück, die vor der Verletzung praktiziert wurden, sollte damit aber langsam beginnen und sie dann bis zur Toleranzgrenze steigern.

Bewegung kann auch die Lebensqualität behinderter Menschen enorm verbessern oder sogar lebensrettend sein. Heutzutage gibt es auch für Rollstuhlfahrer viele Sportarten. Sogar Skifahren auf Monoskis ist möglich. Eine infolge eines Sportunfalls ab der Gürtellinie gelähmte und unter starken chronischen Schmerzen leidende Patientin von mir fand sich nicht mit ihrer Bettlägerigkeit ab, sondern begann stattdessen im Rollstuhl mit einem eigenen Trainingsprogramm und entwickelte einige aerobische Übungen, die sie „chairobics" nannte. Ihre Rehabilitation wurde unterstützt durch optimale Ernährung, physikalische Therapien und osteopathische Behandlung, aber vor allem durch ihre eigene Motivation und Ausdauer. Sie ist mittlerweile international bekannt und wurde vielfach geehrt für ihre Arbeit mit behinderten Menschen.

3 – Schlaf

Shakespeare drückte es am besten aus: „Schlaf, der des Grams verworrn Gespinst entwirrt."[8] Schlaf sollte eine Zeit der Ruhe sein, in der Heilung stattfindet, körperliche Ressourcen wieder aufgefüllt, Spannungen abgebaut werden und das Unterbewusstsein frei seine Phantasien ausspielen kann. Schlaf wird definiert als Bewusstlosigkeit, aus der man durch Empfindungen oder andere Stimuli herausgeholt werden kann. In der Regel wechseln wir nachts zwischen verschiedenen Schlafphasen hin und her: der Tiefschlafphase, am EEG erkennbar durch geringe Hirntätigkeit, und dem so genannten REM-Schlaf (*Rapid Eye Movement*), der von raschen Augenbewegungen gekennzeichnet ist. Der Mensch braucht im Durchschnitt ungefähr acht Stunden Schlaf. Um 1900 schliefen die Leute durchschnittlich etwa neun Stunden. Dass die durchschnittliche Schlafdauer heute nur noch sieben Stunden beträgt, ist auf eine Reihe von Faktoren zurückzuführen, von denen wir hier einige betrachten wollen:

Stress: hält den ganzen Körper in erhöhter Spannung, hebt den Muskeltonus, das Nervensystem arbeitet auf Hochtouren. Schlaf wird so fast unmöglich, bis totale Erschöpfung eintritt. Schlafmangel wiederum kann zu Depression führen – auch eine Form von Stress, die ebenfalls mit einer Daueranspannung von Nerven- und Muskelsystem einhergeht. So entsteht oft ein Teufelskreis, der schwierig zu durchbrechen ist. Wenn man weiß, wie sehr sich Nerven und Muskeln im so genannten neuromuskulären System unseres Körpers gegenseitig beeinflussen, versteht man, weshalb Depressionen auch durch bestimmte

---

[8] Anm. d. Hrsg.: aus Macbeth, 2. Akt, 2. Szene.

43

Einschränkungen des Bewegungsapparates ausgelöst werden können (siehe Abschnitt II).

Unregelmäßige Lebensweise lässt sich heutzutage aufgrund häufig wechselnder Arbeitssituationen und von Zeitverschiebungen durch Reisen über verschiedene Zeitzonen hinweg oft kaum vermeiden, stört aber die innere Zeituhr und damit auch den Schlafrhythmus erheblich.

Koffein: verursacht, am Abend genossen, bei vielen Menschen Schlafstörungen. Es ist u. a. in Bohnenkaffee enthalten, in schwarzem und grünem Tee, in Cola-Getränken, in Schokolade und auch in vielen Schmerzmitteln.

Alkohol: fördert den Schlaf für ein bis vier Stunden, hat dann aber oft gegenteilige Wirkung, sodass man hellwach wird und Schwierigkeiten hat, wieder einzuschlafen.

Schweres Essen am Abend führt im Körper zu erhöhter Verdauungstätigkeit, was den normalen Schlafmechanismus stört.

Nikotin kann als Nervengift und Stimulans erwiesenermaßen auch zu Schlafstörungen beitragen.

Übertriebener Sport kann den „Motor" auf Hochtouren bringen und den Schlaf erschweren. Bei manchen Menschen hat auch sexuelle Aktivität diese Wirkung.

B-Vitamine regen, kurz vor dem Schlafengehen eingenommen, bei einigen Menschen das Nervensystem an, was in Ausnahmefällen den Schlaf beeinträchtigen kann.

Anapnoe und PLM (*Periodic Leg Movement*) sind zwei allgemein anerkannte körperliche Phänomene, die den Schlaf stören. In dem einen Fall handelt es sich um plötzlichen Atemstillstand, der bis zu 2 Minuten andauern kann, im anderen um periodisches Bein- oder auch Gliederzucken.[9] Beides wird durch Einschränkungen im Bewegungsapparat verursacht (siehe Abschnitt II).

Die Folgen von Schlafmangel sind zahllos und ernster, als man allgemein annimmt. Man schenkt im Hinblick auf eine optimale Gesundheit guter Ernährung und körperlicher Aktivität

---

[9] Im Originaltext: „jumpy leg"

große Aufmerksamkeit, aber die Wichtigkeit guten Schlafes wird vernachlässigt. Eine der schwerwiegendsten Konsequenzen von Schlafmangel ist, dass er auf Dauer das Immunsystem des Körpers beeinträchtigt. Durch Erschöpfung verursachte Immunsystemschädigung mag auch einer der Faktoren für die in alarmierendem Maße zunehmende Bösartigkeit von Bakterien und Viren sein. In ihrem Buch *The Coming Plague*, in dem sie vor kommender Seuchengefahr warnt, hat Laurie Garett dieses Problem anschaulich beschrieben.

Schlafmangel verursacht Depressionen, eine Beeinträchtigung des Erinnerungsvermögens, Konzentrationsprobleme und Störungen jener motorischen Fähigkeiten, die unsere bewussten Muskelaktivitäten beeinflussen. Statistiken zeigen, dass sich das Unfallrisiko bei Übermüdung am Steuer versiebenfacht. Auf diese Weise werden jährlich allein in den USA mindestens 100.000 Verkehrsunfälle verursacht, mindestens die Hälfte davon mit tödlichem Ausgang. Viele Unfälle in Privathaushalten lassen sich ohne Zweifel ebenfalls auf Übermüdung zurückführen.

Schlaflosigkeit beeinträchtigt auch die Produktion zahlreicher wichtiger Hormone im Körper, fördert die Fettablagerung und beschleunigt den Alterungsprozess. Letzteres wahrscheinlich wegen der Freisetzung von Hydrocortison, einem Adrenalinhormon, das auch bei Stress aktiviert wird.

Wir können aber durch entsprechende Lebensstrukturierung viel tun für einen ungestörten, tiefen und damit gesundheitsfördernden Schlaf. Versuchen Sie vor allem, regelmäßige Schlafgewohnheiten einzuführen, soweit es Ihre Arbeitssituation erlaubt. Begeben Sie sich möglichst immer etwa zur gleichen Zeit zu Bett; dann ist ein gelegentliches abendliches Ausgehen nicht schädlich. Vermitteln Sie Ihren Kindern neben guten Essgewohnheiten auch gute Schlafgewohnheiten, denn beides kommt auch im Erwachsenenalter ihrer Gesundheit zugute. Ich zum Beispiel bin der festen Meinung, dass Kinder in der Regel um acht Uhr im Bett sein sollten. Ich habe fünf Enkelkinder, die so lange aufbleiben dürfen, wie sie wollen. Sie sind zwar sehr aufgeweckt, aber auch sehr oft krank, was ich auf ihr geschwächtes Immunsystem zurückführe.

Ein zweiter wichtiger Faktor: Sorgen Sie in jedem Fall dafür, dass Sie gut und bequem liegen – ganz gleich, ob Sie nun ein wassergefülltes, ein aufblasbares oder ein Bett mit traditioneller Matratze bevorzugen und ob Ihnen nun Federkissen lieber sind als Schaumstoffpolster. Über die Schlafposition von Menschen mit körperlichen Einschränkungen werden wird in Abschnitt II noch sprechen. Wenn Sie vor dem Zubettgehen eine Steifheit irgendwo im Rücken oder Nacken spüren, tun Sie was dagegen, denn sie wird sich nachts, wo die Bewegungen auf ein Minimum reduziert sind, noch verstärken. Machen Sie also, um die Spannungen des Tages abzubauen, vor dem Zubettgehen Dehnübungen, insbesondere für den Nacken und die Schultern, und im Falle von Rückenschmerzen Übungen für den Rücken.

Und damit sind wir schon bei der wichtigsten Voraussetzung für einen guten Nachtschlaf: Entspannung – und zwar sowohl im körperlichen als auch im geistig-seelischen Bereich. Tiefes und richtiges Atmen ist eine der besten Entspannungsübungen und daher auch Teil aller Meditations- und Antistressprogramme. Vielen Menschen bringt auch ein warmes Bad oder eine heiße Dusche Entspannung oder das Eintauchen in den Whirlpool – wie heißes Wasser überhaupt eines der größten Luxusgüter ist.

Ein Nickerchen am frühen Nachmittag erhöht erfahrungsgemäß die Lebenserwartung, wird es jedoch zu spät genommen, kann es am Abend zu Einschlafschwierigkeiten kommen.

Schauen Sie sich zur Bettgehzeit keine Horror- oder Gewaltfilme an. Sogar das Flackern des Fernsehschirms kann das Nervensystem stimulieren. Einige Psychologen meinen, dass es nicht gut ist, Abendnachrichten zu hören, weil dabei so viele schlechte Meldungen gebracht werden, die negativ auf uns einwirken. Warum sendet man nicht mehr wirklich gute Nachrichten? Paul Harvey, weltweit meistgehörter Kommentator, bemerkte zu diesem Thema einmal: „Leute sagen oft zu mir: ‚Paul, warum bringen Journalisten, Fernseh- und Radioreporter nicht öfters gute Nachrichten anstelle

von Tragödien, Destruktivem, Zwietracht und Meinungsverschi
edenheiten? Mein eigener Sender startete einst ein Programm mit
ausschließlich positiven Nachrichten. Es überlebte gerade mal 13
Wochen. In Kalifornien gab's mal eine Zeitschrift *Good News Paper*.
Nach 36 Monaten war sie pleite. In Indiana passierte das Gleiche
mit einem ähnlichen Blatt. Offensichtlich wollen die Menschen
zwar gute Nachrichten, sind aber nicht bereit, dafür zu bezahlen."

Gehen Sie nicht wütend zu Bett. Üben Sie sich im Verzeihen,
das tut Ihnen in vielerlei Hinsicht gut. Gehen Sie aber auch nicht
mit Sorgen ins Bett, lassen Sie diese in einem anderen Raum. Sie
werden nicht mehr so bedrückend erscheinen, wenn Sie morgens
aufwachen. Ein Nachtgebet gibt die Antwort auf viele Probleme.

Leichte, humorvolle Lektüre am Abend mag auf viele
positiv wirken. Den gleichen Effekt haben schöne Musik oder
Entspannungstonbänder. Harte Rockmusik dagegen bewirkt das
Gegenteil und es überrascht nicht, dass so viele Anhänger dieser
Musik aufgedreht und hypernervös wirken.

Schlafhilfsmittel gibt es viele. Kalzium – 1.000 bis 1.500 mg – ,
das man zur Bettzeit zu sich nimmt, wird die Muskeln entspannen.
Vor vielen Jahren verwendeten wir chemische Muskelentspannun
gsmittel, die wir intravenös in Form von Kalzium gaben, was zu
enormen Erleichterungen führte. Menschen, die Milch vertragen,
mag ein Glas davon vor dem Zubettgehen gut tun. Auch eine
Menge Kräuter fördern Entspannung und Schlaf. Die Schlaf
fördernde Wirkung von Melatonin, einem zunächst kontrovers
diskutierten Mittel, wurde von einer in den *Clinical Pearl News*
veröffentlichten Studie belegt.

Tryptophan, ein natürlich vorkommendes Aminosäurenprodukt,
hat einen entspannenden Effekt auf das Zentrale Nervensystem. Es
ist u. a. in Truthahnfleisch, Bananen und natürlicher Erdnussbutter
enthalten. Auch nur eines dieser Produkte zu sich zu nehmen, kann
hilfreich sein.

Bob, der wegen seiner Schlafprobleme einen Kurs für Autogenes
Training besucht hat, will eines Abends herausfinden, ob die
Methode wirklich funktioniert, und geht früh zu Bett. Gerade als

es ihm mit Hilfe der erlernten autogenen Übungen gelungen ist, seinen Unterleib völlig zu entspannen, schlüpft seine Frau, die sein frühes Zubettgehen missverstand, in einem sexy Nachthemd zu ihm ins Schlafzimmer. Bob sieht sie, klatscht in die Hände und ruft: „Okay, alle wieder aufstehen!" Selbsthypnoseprogamme und -techniken können Schlaf fördernd wirken, sollten aber nur nach einem entsprechenden Training bei einem gut ausgebildeten Hypnose-Therapeuten angewandt werden. Man liegt in bequemer Position auf dem Rücken und beschäftigt sich dann mit einem Körperteil nach dem anderen: linker Fuß, rechter Fuß, linke Wade, rechte Wade usw. Dabei konzentriert man sich darauf, alle Anspannungen zu lösen, bis jeder Körperteil total entspannt ist. Vor vielen Jahren, als ich dieses Verfahren an mir selbst anwandte und noch im Notdienst arbeitete, bekam ich zwei Mal mitten in der Nacht einen Anruf, war aber so entspannt, dass es mir nicht gelang, rechtzeitig den Hörer abzunehmen. Also hörte ich mit dieser Übung auf.

Eine erschreckende Anzahl von Menschen ist heute abhängig von Beruhigungsmitteln, obgleich diese einerseits einen Zustand von Benommenheit hervorrufen können und andererseits, wenn sie gewohnheitsmäßig eingenommen werden, mit der Zeit oft ihre erwünschte Wirkung auf den Körper verlieren.

Kombiniert mit Alkohol oder anderen Drogen können Beruhigungsmittel zudem tödlich sein. Auf derlei Medikamente zurückzugreifen, ist angesichts so vieler natürlicher, unschädlicher Mittel zur Schlafförderung ein Fehler. Also: Werde Kapitän deines Lebens!

4 – Mentale Gesundheit

Das Thema mentale Gesundheit ist sehr komplex. Wir haben es hier zu tun mit einem Zusammenwirken verschiedener Gehirnfunktionen, die Verstand, Vernunft und Verhalten steuern, sowie mit dem weniger bekannten Einfluss des Parapsychologischen bzw. mit den außersinnlichen Funktionen des Gehirns. Frank Willard, PhD, ein Professor an der *New England School of Osteopathic Medicine*, hat es so ausgedrückt: „Der Geist ist das Produkt einer dynamischen Aktion zwischen Gehirn und Körper." Das Gehirn ist der Empfänger einer ungeheuren Anzahl sensorischer Stimuli aus dem ganzen Körper, die alle die Gehirnfunktion beeinflussen.

Störungen der physischen Gesundheit sind leichter erkennbar als die der mentalen – zumal Menschen dazu neigen, letztere zu verstecken. Denkt man an die Funktionsweise der Psyche, fallen einem sehr schnell zwei Namen ein: Sigmund Freud und Norman Vincent Peale. Beide weltberühmt, einzigartig – und völlig gegensätzlich.

Freud, geboren 1856 in Mähren, dem heutigen Tschechien, führte ein sehr sorgenvolles Leben, auch weil er als Jude unter Diskriminierung litt. Nach Abschluss seiner medizinischen Ausbildung in Wien, konzentrierte er sein Interesse auf die Erforschung von Geisteskrankheiten. Er gilt als Gründer der Psychoanalyse und erreichte auch mit seiner wissenschaftlichen Arbeit im Bereich Traumforschung Weltruhm. Freud lehnte einen Glauben an Gott und ein Leben nach dem Tod ab und war der Meinung, dass Religion einer „infantilen Hilflosigkeit" entspringt. 1939 verstarb er an Krebs. Im Mittelpunkt seiner Lehrmeinungen, die immer noch kontrovers diskutiert werden, stehen der Sexualtrieb und dessen Einfluss auf unser Verhalten.

Norman Vincent Peale, geboren 1898 in US-Bundesstaat Ohio, übernahm die Philosophie seines Vaters, eines Mediziners und Predigers, der sich als „Arzt für Geist und Seele" verstand, und wirkte später selbst als Pfarrer und Autor. Eigene religiöse Erfahrungen sowie Einsichten über die Ursachen mentaler Gesundheit und deren Steuerungsmöglichkeiten prägten seine Botschaften, mit denen er weltweit Millionen von Menschen erreichte und berührte. Peale, der u. a. den Bestseller *Die Macht des positiven Denkens* verfasste, betonte stets die Bedeutung eines starken Gottesglaubens, aber auch die in uns liegende Kraft, unser Leben und unsere mentale Gesundheit selbst zu beeinflussen. Er starb 1993 in Pawling, New York.

Angesichts der Untrennbarkeit von Körper und Geist könnte man meinen, dass man mit einem gesunden Geist auch bessere Chancen auf körperliche Gesundheit hat und umgekehrt. In meinen 50 Jahren Praxis habe ich aber viele Patienten gesehen, die sich, was ihre Gesundheit anbelangt, sehr unvernünftig verhielten und trotzdem offenbar für viele Jahre gesund blieben. Andererseits hatte ich einige Gelähmte in Behandlung, welche die angenehmsten und vernünftigsten Patienten waren, die man sich vorstellen kann. Ich führe dies darauf zurück, dass sie ihr Schicksal ganz akzeptiert hatten.

Optimisten, das heißt Menschen, die fest daran glauben, dass sich letztlich alles zum Besten entwickelt, und dass wir mit Problemen konfrontiert werden, um daraus zu lernen, sind in der Regel rundum gesünder als Pessimisten. Eine noch viel größere Chance aber, geistig und körperlich gesund zu bleiben und mit den Gegebenheiten glücklich zu sein, hat, wer Peales Lehre von der Macht des positiven Denkens im täglichen Leben praktiziert – oder mehr noch: wer wie er zutiefst an den Schöpfergott glaubt. Es ist interessant zu sehen, wie viele Wissenschaftler sich während des rasanten technologischen Fortschritts im Zweiten Weltkrieg und im Atomzeitalter der Religion zuwandten. Während sie die Geheimnisse des Universums erforschten, muss in ihnen wohl die Einsicht gewachsen sein, dass es ein höheres Wesen oder eine höhere Intelligenz gibt.

Nun sind natürlich auch eine positive Einstellung und ein fester Glaube keine Garantie für fortwährende Gesundheit. Der Mensch, das höchstentwickelte und komplexeste Lebewesen auf diesem Planeten, kann sich weniger rasch regenerieren als niedrigere Lebensformen. Er kann nicht – wie etwa eine Eidechse ihren Schwanz – verlorene oder untauglich gewordene Körperteile neu entwickeln. Ist unser hochspezialisiertes Gewebe geschädigt, wird es gewöhnlich durch weniger funktionelles Narbengewebe ersetzt. Oft werden die Weichen für spätere degenerative Veränderungen schon sehr früh im Leben gestellt. Haben sich die Schäden dann erst manifestiert, sind unsere Möglichkeiten, noch etwas zu verändern, begrenzt. Vieles in unserem komplexen Dasein ist vorbestimmt. Manche Menschen werden mit einer starken Konstitution geboren und können Angriffen gut widerstehen, andere wieder sind übersensibel und reagieren auf jede Kleinigkeit. Wir alle erfahren Verletzungen und Stress in vielfältiger Form und fördern oder beeinträchtigen unsere Gesundheit auf unterschiedlichste Weise. Dennoch kann das, was wir angesichts dieser vielen Variablen tun, entscheidend sein. Es kommt nur darauf an zu wissen, was zu tun ist. Dieses Buch soll Ihnen einige Antworten liefern.

Störungen der geistigen Gesundheit können sich auf vielerlei Weise äußern – angefangen von relativ harmlosen Verhaltensproblemen, bis hin zu kriminellen Handlungen oder in Selbstmord endenden Psychosen. Ein 1995 erschienener Bericht eines internationalen Experten-Teams an die Vereinten Nationen wies auf die weltweit und speziell in unterprivilegierten Ländern alarmierende Zunahme mentaler Erkrankungen hin. Der Report machte dafür vor allem den Stress durch Kriegswirren, politischen Aufruhr, Umsiedlung der Bevölkerung und mangelnde Betreuung verantwortlich. Zweifellos spielt eine dadurch ausgelöste schlechte Ernährungslage eine wichtige Rolle. In den Vereinigten Staaten von Amerika ist die Depression das am meisten verbreitete psychische Problem. Sie kann sich u. a. in Schlaflosigkeit, Appetitlosigkeit, Müdigkeit, Angst, Weinkrämpfen, Schuldgefühlen, Unentschlossenheit oder Verlust des Selbstbewusstseins äußern, entwickelt sich allmählich, wird oft nicht erkannt. Sie betrifft Männer wie Frauen jeden Alters, besonders stark aber ältere Menschen. Nach einem Artikel der Zeitschrift *Parade Magazine* aus dem Jahr 1995 unternahmen damals in den USA 24.000 US-Bürger, die älter als 65 waren, einen Selbstmordversuch aufgrund von Depression, 6.000 davon mit Erfolg. Diese Bevölkerungsgruppe über 65 macht 13 % der Gesamtbevölkerung aus, aber 20 % der Selbstmordrate. Wie schon erwähnt leben viele ältere Menschen allein und kochen und essen nicht richtig. Wenn nun aber Körper und Geist nicht richtig ernährt sind, können sie nicht normal „funktionieren". So geht es bergab und sie fallen in die Depression, die allzu oft fälschlich als Attribut des Alters eingestuft wird. Dem könnte man entgegensteuern. Viele dieser Menschen haben auch im Bewegungsapparat Probleme, welche die Blutversorgung verschiedener Körperteile beeinflussen und zu verminderter körperlicher Leistungsfähigkeit führen. Zu Beginn des 20. Jahrhundert fand ein osteopathischer Arzt, Dr. Arthur Hildreth, heraus, dass zwischen Depression und einer Einschränkung des Atlas genannten ersten Halswirbels (er sitzt da, wo der Schädel auf das Rückenmark trifft) sowie des vierten, zwischen den Schulterblättern befindlichen Brustwirbels ein Zusammenhang besteht. Seine Entdeckung, die ich wie viele osteopathische Ärzte bestätige, wird in der Fachliteratur als „*The Hildreth Lesion*" bezeichnet. Wir werden in Abschnitt II noch näher darauf eingehen.

Dr. Hildreth, der sich vor allem für Nerven- und Geistes-krankheiten interessierte, eröffnete während des Ersten Weltkrieges das *Still-Hildreth Mental Sanatorium* in Macon, Missouri, wo man durch die Kombination von Schulmedizin, spezieller Ernährung und Osteopathie bald außergewöhnliche Erfolge bei der Behandlung mentaler Erkrankungen erzielte. 1958 verbrachten John und Rachel Woods, beide erfolgreiche osteopathische Ärzte, ein Jahr im Still-Hildreth- Sanatorium, um die möglichen Beziehungen zwischen Störungen im Kranialen Mechanismus und geistiger Erkrankung zu erforschen. Ihre Erkenntnisse wurden 1961 im *Journal of the American Osteopathic Association* veröffentlicht. Es gibt, wie bei

Gehirnoperationen beobachtet werden kann, eine offensichtliche Bewegung im Schädel, welche die Fluktuation der Zerebrospinalen Flüssigkeit begleitet. Die Woods fanden heraus, dass bei ernsthaften mentalen Erkrankungen eine bemerkenswerte Verlangsamung der Fluktuation stattfindet. Auch darauf werden wir in Abschnitt II noch genauer eingehen.

Das beste Mittel, mental gesund zu bleiben, ist eine gute allgemeine Gesundheit. Und beste Chancen, sich insgesamt gesund zu erhalten, hat, wer sein Leben in die eigenen Hände nimmt und die in diesem Buch dargelegten Prinzipien einer gesunden Lebensführung beachtet. Es ist hilfreich, ein glückliches, gesundes Familienleben zu führen sowie Verantwortungsbewusstsein und ein gutes Selbstbewusstsein zu besitzen. In einem Artikel mit dem Titel *Treating the Body, Healing the Mind*, der in dem medizinischen Magazin *Hippokrates* erschien, schrieb der sehr bekannte Psychiater James S. Gordon Folgendes: „Um eine chronische Depression lebenslang zu heilen, ist es das Beste, alle von Gott uns auf dieser grünen Erde gegebenen Möglichkeiten wie gute Nahrung, körperliche Betätigung, Meditation, Akupunktur, soziales Miteinander zu nutzen, um Körper und Geist ins Gleichgewicht zu bringen, statt sich auf Medikamente zu verlassen." Ich würde hinzufügen, dass sorgfältige osteopathische Behandlung, wie in Abschnitt II beschrieben, viel dazu beiträgt, körperlich-strukturelle Probleme zu lösen, die unbehandelt das normale Zusammenspiel zwischen Körper und Geist gefährden könnten.

Bis vor einigen Jahren wurde die Wichtigkeit von Glauben und Gebet sowohl für die seelische als auch körperliche Gesundheit weitgehend ignoriert, verachtet und sogar lächerlich gemacht. Bernie Siegal, MD, erzählt in seinem Buch *Love, Medicine and Miracles*, wie ein von ihm am schwarzen Brett des Krankenhauspersonals angebrachter Bericht, in dem es um die günstigen Auswirkungen von Gebeten bei Komplikationen nach Herzinfarkten ging, innerhalb von 24 Stunden quer mit dem Kommentar „Unsinn!" überschrieben wurde. Diese Haltung verändert sich aber jetzt allmählich – ebenso wie die seitens der Schulmedizin reflexartig wiederholte Kritik: „Es gibt keinen wissenschaftlichen Beweis!" Sogar über die Wirksamkeit des Betens werden inzwischen schon wissenschaftliche Studien betrieben. In der vom *Mississippi Methodist Rehabilitation Center* durchgeführten Studie *Ways and Means* wurde beispielsweise Folgendes festgestellt: Von 700 Herzpatienten des *Brockton Massachusetts VA Hospital* verließen jene, die täglich einen Besuch durch den Hausprediger erhielten, das Krankenhaus im Durchschnitt drei Tage früher als die, die kein Geistlicher besucht hatte. Dadurch sparte sich das Krankenhaus 4.000 Dollar pro Patient. Die Schlussfolgerung war also, dass spirituelle Unterstützung einen wichtigen Teil der Rehabilitation bei Herzproblemen darstellt, die ebenso wie Krebs größere Ängste auslösen als andere Krankheiten. Es hat sich gezeigt, dass Beten den Herzschlag verringert, den Blutdruck senkt und die Atmungs- und Gehirnzellenaktivität verbessert. Eine andere Studie, *Can Prayer Heal?*, ebenfalls veröffentlicht in *Hippokrates*, fand heraus, dass es wirkungsvoller ist, wenn Patienten selbst beten, als wenn es andere für sie tun. Natürlich hilft auch ein auf dem Glauben basierender positiver Zuspruch.

1996 wurde im *Time Magazine* die Studie *Faith and Healing* von Dartmouth zitiert, die zu dem Schluss kam, dass die innere Stärkung und der Trost, die Patienten aus ihrem Glauben beziehen, für viele von ihnen zu den ausschlaggebenden Faktoren für ihr Überleben nach einer Herzoperation gehören. Ein Artikel in *The Rocky Mountain News* zitierte eine Studie, die nachwies, dass regelmäßige Kirchgänger sieben Jahre länger leben als Menschen, die nicht in die Kirche gehen.

Über die Jahre hinweg gab es einige bekannte „Glaubensheiler". Ich will nur eine nennen, Kathryn Kuhlman aus Kalifornien. Vor vielen Jahren machte Dr. Viola Frymann, eine international bekannte Spezialistin, die in San Diego ein Osteopathie-Zentrum für Kinder betreibt, eine medizinische Studie über Frau Kuhlmans „Heilerfolge". Sie fand heraus, dass jene, die nur gelegentliche religiöse Erfahrungen hatten, nur vorübergehende Erleichterungen ihrer Probleme verspürten, während die tief Religiösen auf Dauer geheilt wurden.

Glaube und Gebet sind nicht mehr etwas, wofür man sich schämen muss, wofür man belächelt wird oder was man nur in der Abgeschiedenheit praktizieren dürfte. Ihre Wirkung hat sich inzwischen auch in allen Bereichen der Medizin bestätigt. Ist es nicht das, was Norman Vincent Peale und Tausende weniger bekannte Persönlichkeiten schon vor Jahren gesagt haben? Vor diesem Hintergrund sollte man alles Gott überlassen – was allerdings für viele von uns schwierig ist.

Geistige Gesundheit, die zu wahrem Glücklichsein führt, kann wie Heilung nur von innen kommen.

5 – Schädliche Substanzen

„Der Mensch ist das intelligenteste Lebewesen dieser Erde, aber auch das einzige, das freiwillig schädliche Substanzen zu sich nimmt." Diese Feststellung stammt von I. M. Korr, PhD, einem früheren Professor meines *Kirksville College of Osteopathic Medicine* und mittlerweile lebenslangen Freund. Eine Studie der *Robert Wood Johnson Foundation* ergab, dass Medikamentenmissbrauch, Zigaretten, Zigarren, Alkohol und Drogen jährlich über 500.000 Amerikaner töten – nach einem Kostenaufwand von 238 Milliarden Dollar, von denen 99 Milliarden für Alkohol, 72 Milliarden für Tabakmittel und 67 Milliarden für Drogen ausgegeben wurden. Was treibt scheinbar intelligente Menschen, trotz ständiger Warnungen von kompetenter Seite, sich auf diese Weise selbst zu zerstören? Für die einen mag es die Gier nach immer neuen „Kicks" und Belohnung sein, für die anderen der Wunsch, „cool" zu wirken, oder die Sehnsucht, dem Alltag und seinen Problemen zu entfliehen. Nach dem Zweiten Weltkrieg studierte eine internationale Gruppe von Sicherheitsexperten die Reaktionen von Leuten angesichts bevorstehender Katastrophen, Bombenangriffe, Wirbelstürme sowie Überflutungen und fand heraus, dass ungefähr 85 % der Menschen solche Warnungen einfach ignorieren! Um wie viel mehr ignorieren sie Warnungen vor heimtückischen Schädigungen, die u. a. aus schlechter Ernährung, Rauchen, exzessivem Trinken entstehen. Diese Gleichgültigkeit zerstört Familien, erhöht die Kosten im Gesundheits-, Justiz- und Sozialwesen und hat zu einer noch nie dagewesenen Welle an Gewalt geführt.

Rauchen „Wir brachten auch einige große braune Blätter mit, die Tabak genannt werden. Was macht man mit ihnen? Man rollt sie zusammen, steckt sie in den Mund und zündet sie an!", berichtet Bob Newhart in einer seiner witzigen Parodien als Sir Walter Raleigh Königin Elisabeth I. nach seiner Rückkehr aus der Neuen Welt. Wie lächerlich und komisch das auch klingen mag: Die Auswirkungen dieser „braunen Blätter" sind letztlich tragisch. Laut Statistik sterben allein in den USA jährlich zwischen 350.000 und 400.000 Menschen an den Folgen von Nikotingenuss, weltweit sind es über drei Millionen.

Rauchen ist also wirklich eine der schädlichsten Gewohnheiten, die ein Mensch haben kann, aber auch eine der am schwersten zu bekämpfenden. Eine meiner Patientinnen behauptete allerdings, es sei ganz leicht, aufzuhören – sie hatte es nur 15 bis 16 Mal versucht.

Präsident Eisenhower, seinerzeit Patient meines Vaters, war in der Armee Kettenraucher. Als er zum Präsidenten der *Columbia University* gewählt wurde, gab er das Rauchen auf, um seinen Studenten ein gutes Beispiel zu geben. Er machte die Leiden der Entzugserscheinungen durch und war schließlich erfolgreich. Nach Jahren gefragt, ob er je wieder anfangen würde zu rauchen, antwortete er: „Darüber bin ich mir nicht sicher, aber ich weiß genau, dass ich es nie wieder aufgeben würde."

1997 richtete sich ein Fernsehsender in Denver mit einer Kampagne vor allem an Jugendliche. Man bot zwölf Teenagern 100 Dollar als Belohnung, wenn sie es schaffen würden, das Rauchen aufzugeben. Nicht ein Einziger der zwölf Probanden war erfolgreich.

Eine in *The DO*, einem von der *American Osteopathic Association* herausgegebenen Magazin veröffentlichte Studie ergab, dass Leute, die willens waren, das Rauchen aufzugeben, mindestens sechs Versuche machen mussten, bis es ihnen gelang. Die meisten Raucher wollen allerdings gar nicht aufhören. Einer meiner Patienten, Richard Crowther, FAIA, ein national bekannter Architekt und Umweltschützer, sagt in seinem 1983 erschienenen Buch *Paradox of Smoking*: „Selten stoppen Raucher aus logischen Gründen." Klar, wenn sie logisch handeln würden, hätten sie das Rauchen gleich gar nicht angefangen. Hier noch einige Zitate aus Crowthers Buch:

„Tabak enthält über 3.600 Chemikalien, von denen die meisten giftig sind." „Menschen, die 20 bis 39 Zigaretten am Tag rauchen, weisen eine um 96 % höhere Sterberate auf als Nichtraucher. Bei denen, die 40 und mehr Zigaretten täglich konsumieren, ist sie sogar um 126 % höher."

Es ist wahrlich ein großen Fortschritt, dass das für Nichtraucher so lästige Rauchen heute an vielen Stellen verboten ist – zumal, wie man inzwischen weiß, das passive Einatmen von Rauch aus Zigaretten, Zigarren und Pfeifen noch schädlicher ist als direktes Inhalieren, bei dem die Schadstoffe ja teilweise im Filter bleiben. Die EPA stuft passiv eingeatmeten Rauch in die Kategorien von Asbest und Arsen ein, der am meisten krebserzeugenden Stoffe. Ein Artikel in der *Washington Post*, später abgedruckt in der *Denver Post*, berichtet von Studienergebnissen, wonach Frauen, die passiv rauchen, einem beinahe doppelt so hohen Herzinfarktrisiko ausgesetzt sind als andere. Auch Kinder sind außerordentlich belastet. Einer 1997 in der *Denver Post* veröffentlichten Studie zufolge sterben in den USA jährlich 6.200 Kinder von Rauchern an Infektionen und Verbrennungen. Solche Kinder leiden auch viel öfter an Mittelohrentzündung und sind viel stärker auf spätere Krebserkrankungen vordisponiert. Rauchende Mütter haben mehr Abgänge oder andere Schwangerschaftskomplikationen und ihre Neugeborenen sterben eher den plötzlichen Kindstod. Söhne von nikotinabhängigen Müttern weisen mehr Verhaltensstörungen auf und neigen auch mehr zu Jugendkriminalität.

Die giftigen Chemikalien im Rauch- oder Kautabak beeinträchtigen die Fähigkeit roter Blutkörperchen, Sauerstoff zu allen Zellen des Körpers zu transportieren, wodurch sie auch deren Zerfall beschleunigen. Diese Chemikalien vernichten zudem sehr wichtige Nährstoffe, speziell Vitamin C – wodurch das Immunsystem geschädigt wird, was wiederum langsamere Heilung, mehr Infektionen und das Risiko von Blutergüssen nach sich zieht. Man schätzt, dass eine Zigarette 25 mg Vitamin C zerstört. Rauchen beschleunigt die Abnahme mentaler Kräfte bei älteren Menschen und beeinträchtigt den Geruchs- und Geschmackssinn. Dies verführt wiederum zu stärkerer Würzung des Essens und anderen ungesunden Beigaben. Den Mehraufwand im Gesundheitswesen und die Arbeitsausfälle durch Krankheit zusammengenommen, verursacht das Zigarettenrauchen in den USA jährlich Kosten von mindestens 50 Milliarden Dollar. Dazu kommen die Aufwendungen für Brandschäden sowie erhöhte Versicherungsprämien. *Bottom Line* veröffentlichte eine Studie, die besagt, dass das Rauchen von täglich zwei Packungen Zigaretten genauso viel kostet wie der Unterhalt eines Autos, also 2.500 Dollar jährlich. Kann man sich Rauchen wirklich leisten?

In einem Artikel über die Kosten des Gesundheitswesens schlug ich vor, die Regierung solle, anstatt die Tabakindustrie zu subventionieren, das Geld lieber für andere Anbauprodukte verwenden. Später jedoch wurde mir klar, dass Tabakbauern ihre Familie mit einem relativ kleinen eigenen Stück Land ernähren können, was bei anderen Ernteerzeugnissen nicht möglich wäre. Wiederum ist also das mächtige Geld im Spiel.

Wir Ärzte kommen schlecht weg, wenn es um das Problem Raucherberatung geht. Raucher behaupten, sie wären stärker motiviert, das Rauchen aufzugeben, wenn sie ihr Arzt dazu animieren würde. Aber lediglich ein Drittel der Ärzte sprechen bei ihren Patienten dieses Thema an. Es ist wirklich wichtig, dass wir in dieser Hinsicht umdenken, denn nur so können wir unseren Patienten, insbesondere den Teenagern, helfen, sich von dieser gesundheitsgefährdenden Sucht zu befreien oder davor bewahrt zu bleiben. 80 % der Raucher beginnen mit ihrer Sucht bereits vor dem 18. Lebensjahr. Schulen sollten keine Raucherecken einrichten, sonst machen sie sich mitschuldig an der Unterstützung einer langfristig womöglich tödlichen Sucht bei Minderjährigen.

Trinken: Vergorene Getränke wurden seit Menschengedenken konsumiert, und dies häufig auch im Übermaß. In den USA werden jährlich über 50 Milliarden Flaschen und Dosen Bier und rund 3 Milliarden Liter Wein und andere Alkoholika getrunken. Landesweit durchgeführten Studien zufolge besteht eines der Hauptprobleme an Universitäten im so genannten „Sturztrinken", dem schnellen Hinunterkippen von vier bis fünf harten Drinks als einer Art Mutprobe. Von 17.000 Studenten aus 140 Colleges trinken 84 % regelmäßig Alkohol, 44 % sind Sturztrinker. Diese Studenten geben 5,5 Milliarden Dollar für Alkohol aus, mehr als für nichtalkoholische Getränke und Bücher zusammen. Sturztrinker haben, sieben- bis zehnmal häufiger als andere, ungeschützten Sex und oft Probleme mit der Polizei. Sie fahren alkoholisiert Auto und verhalten sich gewalttätig. Ich würde mich nicht wundern, wenn bei genauerem Hinsehen herauskommen würde, dass das Abweichen von bisher gültigen Werten und Konzepten in unserem Ausbildungssystem zu dieser zunehmenden Unverantwortlichkeit bei unserer Jugend geführt hat. Alkoholgenuss kann leicht zur Gewohnheit werden und Abhängigkeit schaffen. Alkohol zerstört Familienleben und Karrieren, verursacht ernste Gesundheitsprobleme und ist allein in den USA verantwortlich für über 100.000 Tote jährlich. Die Versicherungsbranche ist der Meinung, dass es bei den durch Alkohol verursachten Todesfällen eine sehr hohe Dunkelziffer gibt, und schätzt deshalb, dass es sich um wesentlich mehr als 100.000 Tote handelt. Alkoholmissbrauch während der Schwangerschaft führt zu Abgang oder schwerer Schädigung des Fötus sowie zu Untergewicht bei Neugeborenen. Alkohol kann eine Degeneration der Leber, genannt Zirrhose, sowie Magenentzündungen verursachen und mentale Störungen mit sich bringen. Bei vielen Alkoholikern ersetzt Trinken das Essen und das daraus folgende Nahrungsdefizit führt zu Schädigungen und vermindert die Resistenz gegen toxische Wirkungen des Alkohols.

Der Schwerpunkt der Gegenmaßnahmen liegt in Aufklärung, nicht in Bestrafung. Viele amerikanische Universitäten haben deshalb entsprechende Programme zur Bekämpfung des zunehmenden Alkoholproblems gestartet, in deren Mittelpunkt folgender Leitspruch steht: „Wir haben zwar keine Kontrolle über unsere genetischen Anlagen, jedoch über die Gestaltung unseres Lebens." Und genau das ist ja auch die zentrale Aussage dieses Buches.

Dies alles heißt nicht, dass Alkoholkonsum an sich schlecht ist. In Maßen genossen, kann Alkohol durchaus positive Effekte haben. Er kann die Verdauung fördern, die Blutzirkulation anregen und dabei helfen, Spannungen abzubauen. Dass bei den Franzosen, bekannt für ihren hohen Weinkonsum, die Rate koronarer Gefäßerkrankungen nur sehr niedrig ist, weiß man längst. Entsprechende Studien haben nachgewiesen, dass Rotwein Resveratrol enthält, einen Stoff, der das „gute" HDL-Cholesterin vermehrt und das die Arterien blockierende LDL-Cholesterin limitiert. Meiner Meinung nach trägt die blutgefäßerweiternde Wirkung des Alkohols auch zur Erweiterung der Herzgefäße bei und verhindert so eine Gerinnselbildung. Trinken Sie also – falls überhaupt – mäßig. Dann wird es Ihrer Gesundheit auch zuträglich sein.

Beim vieldiskutierten Thema illegale Drogen möchte ich das Wort ganz den Experten überlassen, die darüber viele lesenswerte Bücher geschrieben haben, von denen ich an dieser Stelle nur ein ganz außergewöhnliches erwähne: *The Natural Mind* von Andrew Weil, MD.

6 – Die Umwelt

„Was ich nicht weiß, macht mich nicht heiß." Das mag in mancher Hinsicht zutreffen, aber gewiss nicht bezüglich unserer Natur und Umwelt. Sie wird von uns z. B. durch Rauch, Abgase, gefährliche Chemikalien, radioaktive Strahlen und Lärm verschmutzt – und wir werden die Folgen zu spüren bekommen. Bereits vor vielen Jahren sagte Dr. Albert Schweitzer, medizinischer Missionar, Musiker und Philosoph: „Die Menschheit hat ihre Fähigkeit verloren, vorauszublicken und vorzubauen. Sie wird die Welt schließlich zerstören." Die Erste in Amerika, die dieses Problem öffentlich und sehr engagiert ansprach, war Rachel Carson, die eine Serie entsprechender Artikel aus dem *New Yorker* in ihr Buch *Silent Spring* aufnahm, in dem sie die fortschreitende Verwüstung durch Pestizide – angefangen bei DDT – dokumentiert.

Wir haben unsere Luft, unsere Erde und unser Wasser verschmutzt. Wir verbrennen gefährlichen Abfall. Wir verbrauchen auf verschwenderische Weise fossile Stoffe für Heizzwecke und zur Gewinnung von Elektrizität. Unsere industriellen Produktionsprozesse gehen sehr häufig mit der Emission giftiger Chemikalien einher. Wir verheizen Holz nicht nur zur Wärmeerzeugung, sondern auch zum Vergnügen im offenen Kamin oder als Freudenfeuer und verursachen aus Leichtsinn Busch- und Waldbrände. Wir verbrennen Erdöl in Form von Benzin und Diesel in unseren Autos, Lastwagen, landwirtschaftlichen Maschinen, Sportfahrzeugen und Freizeitgeräten sowie in „arbeitssparenden" Maschinen.

Beginnen wir mit der Luft. Trotz kontroverser Diskussionen um die Themen Ozonschichtzerstörung und Treibhauseffekt ist man sich mittlerweile zumindest darüber einig, dass massiv gegen die Luftverschmutzung durch Verbrennungsmaschinen,

Rauch, Staub und Abgase vorgegangen werden muss. Zusätze für verbesserte Treibstoffverbrennung, effizientere Maschinen, Fahrbeschränkungen und Auflagen gegen Holzfeuerung sind erste Ansätze in diese Richtung. Ein Beispiel dafür, dass sich mit vereinten Kräften durchaus Fortschritte erzielen lassen, ist Denver, die Stadt, in der ich lebe. Sie belegte für viele Jahre Platz drei in der Liste der meistverschmutzten Städte, zählt inzwischen aber dank vieler erfolgreicher Umweltschutz-Maßnahmen, zu denen Grenzwertfestlegungen für Kohlendioxyd, Kohlenmonoxyd und Ozon gehören, nicht mehr zu den Top-Ten-Städten in Bezug auf Luftverschmutzung.

So schlecht die Luft im Freien auch sein mag, die Luft in unseren Räumen ist, z. B. aufgrund krankmachender Bausubstanz, oft noch schädlicher. Die meisten Gebäude sind heutzutage relativ geschlossen, die Luft zirkuliert in meist unzureichenden und oft schlecht gewarteten Klimaanlagen und kann Tabakrauch, verschiedene Stäube und Ausdünstungen enthalten. Man könnte dem begegnen, indem man Klimaanlagen mit speziellen Filtern einsetzt, die Schadstoffpartikel aus der Luft aufnehmen können und auch vor Elektrosmog schützen.

Einige meiner Patienten klagten nach Flugreisen über Infektionen der Atemwege, die sicherlich auf die Umwälzung infizierter Luft in den Flugzeugen zurückzuführen war. Außerdem mögen mangelnde Flüssigkeitsaufnahme, ungewohntes Essen und Jetlag ein Grund dafür sein, dass ihre Widerstandskräfte geschwächt waren. Ich empfehle Ihnen daher, auf Reisen viel zu trinken, eine zusätzliche Dosis Vitamin C zu sich zu nehmen und sich möglichst tief zu entspannen.

Auch Elektrosmog, verursacht z. B. durch Mobilfunkantennen oder Stromversorgungsanlagen, zählt in unserer modernen Welt längst zu den Umweltfaktoren, die unsere Gesundheit negativ beeinflussen können. Aber in welcher Intensität, in welchem Ausmaß ist er schädlich? In diesem Punkt gehen die Expertenmeinungen sehr auseinander. Es empfiehlt sich jedenfalls, nicht zu nahe am Fernseher zu sitzen, was insbesondere für kleine Kinder gilt. Halten Sie sich nicht länger als unbedingt nötig in der Nähe eines Mikrowellengeräts auf. Digitaluhren sollten mindestens 3 m vom Bett entfernt platziert werden. Schalten Sie elektrische Geräte aus, wenn Sie diese nicht benutzen. Wenn Sie im Winter eine elektrische Heizdecke verwenden, schalten Sie diese ein, bevor Sie zu Bett gehen und danach wieder aus. Verwenden Sie eine Wärmflasche anstelle eines Heizkissens. Experten sagen uns, dass Stromleitungen keinen Krebs verursachen würden, aber tatsächlich kommt Leukämie bei Kindern, die in der Nähe von Stromleitungen wohnen, häufiger vor. Ebenso bei Erwachsenen, die in der Nähe von Elektrizitätswerken leben, sowie bei Menschen, die mit elektrischen Maschinen und Schweißanlagen arbeiten. Auch wenn Sie nur von „ein wenig" elektronischen Geräten oder „noch akzeptabel" verschmutzter Luft umgeben sind, nur leicht kontaminiertes Wasser trinken, bei Ihren Mahlzeiten nur geringe Mengen Pestizide oder Farb- und Konservierungsstoffe zu sich nehmen: Alles dies beeinflusst Ihr neuromuskuläres System und Ihr Immunsystem, was früher oder später Auswirkungen auf Ihre Gesundheit haben wird.

Eine andere Form von Umweltverschmutzung, die ständig zunimmt, ist Lärm. Der normale Großstadtlärm liegt zwischen 60 und 65 Dezibel. Vermutlich schädlicher Lärm, verursacht z. B. durch Baumaschinen oder Flugzeuge dürfte sich zwischen 80 und 90 Dezibel bewegen, offensichtlich gefährlicher Lärm, z. B. von Motorrädern, Schneemobilen, Presslufthämmern, Motorrasenmähern und Motorboten zwischen 100 und 120 Dezibel und schmerzender Lärm, z. B. außerordentlich laute Musik, Flugzeugstarts, explodierende Feuerwerkskörper, zwischen 120 und 130 Dezibel.

Bodenverseuchung als Umwelteinfluss, der negative Auswirkungen auf unsere Nahrungsmittel hat, wurde zum Teil schon im Kapitel Ernährung angesprochen. Ein weiterer Aspekt sind die in vielen unserer Lebensmittel enthaltenen Farbstoffe, Haltbarkeitsstoffe, künstlichen Aromen, künstlichen Süßstoffe und anderen Substanzen, die eigentlich nicht in unseren Magen gehören. Künftig werden wir es auch noch vermehrt mit genetisch manipulierter

Nahrung zu tun haben, deren Langzeitauswirkungen bisher nicht überprüfbar sind. Artikel in *U. S. News* und *World Reports* wiesen auf einige Risiken hin. Möglicherweise werden die toxischen Wirkungen mancher in Pflanzen enthaltenen Gifte noch verstärkt. Aber das werden wir erst wissen, wenn Menschen daran sterben. Aus heutiger Sicht können wir zu diesem Thema nur Vermutungen anstellen: Vielleicht entstehen durch veränderte Pflanzenproteine neue Allergien. Vielleicht verändert sich unsere Antibiotika-Resistenz. Vielleicht wird die Balance in unserer Umwelt beeinträchtigt. Vielleicht verbreitet sich das Unkraut stärker. Einer Schätzung zufolge sind bereits jetzt zwischen 25 und 45 % unserer Nahrungsmittel genetisch verändert, in 5 Jahren könnten es schon 100 % sein. Schweine und deren Futter werden heute genetisch manipuliert, nur um den Geruch des Mistes zu verändern. Letztlich hat das natürlich auch Auswirkungen auf die Zusammensetzung des Fleisches.

Es gibt noch andere Probleme bezüglich unserer Nahrung. Viele Dünger sind künstlich und weisen einen Mangel an organischen Komponenten auf. Einem Artikel in der *Denver Post* zufolge verwenden manche Hersteller Chemikalien von Industrieabfällen, um Dünger zu produzieren. Diese enthalten dann gefährliche Stoffe wie beispielsweise Blei, Cadmium und Arsen. Verschlimmernd kommt hinzu, dass jedes Jahr ungefähr 400.000 Hektar landwirtschaftlicher Grund durch Bebauung verloren geht, hiervon viel fruchtbares Land, das unersetzbar ist. Nimmt man noch die jedes Jahr durch Erosion abnehmende Bodenkrume hinzu, ist der Verlust von fruchtbarem Land wirklich besorgniserregend.

1804 betrug die Weltbevölkerung 1 Milliarde Menschen. 1960 waren es 3 Milliarden, Juli 1999 stieg die Bevölkerungszahl auf 6 Milliarden. Alle 20 Minuten kommen 3.500 Menschen hinzu. Gleichzeitig sterben jährlich insgesamt 27.000 Tier- und Pflanzenarten aus. Wir sollten den Stier bei den Hörnern packen, indem wir im Hinblick auf diese Probleme mehr Verantwortungsbe wusstsein entwickeln und sie gezielt angehen.

Abschnitt II

Wechselwirkung zwischen Struktur und Funktion des menschlichen Körpers

7 – Heilen

Die strukturelle Integrität des menschlichen Körpers und seine Fähigkeit, normal und effizient zu funktionieren, sind untrennbar miteinander verwoben. Wird die normale Struktur auf irgendeine Weise verändert, sei es nun durch Trauma, Stress, Haltungsfehler, mangelnde Bewegung oder was auch immer, wird sich auch die Funktionsweise des Körpers verändern. Umgekehrt gilt das Gleiche: Wird die Funktionsweise des Körpers verändert, bedingt durch Mangelernährung, Krankheit, Missbrauch, Stress oder was auch immer, wird sich unweigerlich auch die Struktur verändern, sei es nun auf zellularer Ebene oder aber im anatomischen Bereich. Beispielsweise ist eine Leberzirrhose auf eine Veränderung der Zellen infolge fortwährender Vergiftung durch Chemikalien, oft auch durch Alkoholmissbrauch, zurückzuführen. Die Leber vergrößert sich und es kommt zu narbigen Veränderungen. Sie kann die Nahrung dann nicht mehr länger adäquat verstoffwechseln. Jeder, der seinen Arm einmal im Gips hatte und dadurch in seinen Bewegungen eingeschränkt war, weiß, wie schnell die Armmuskeln schwach werden und sich verkleinern – ein deutlicher Beweis einer strukturellen Veränderung.

Der menschliche Körper stellt wirklich ein Wunder dar, insbesondere wenn man bedenkt, dass alles mit einer einzigen Zelle beginnt, die bereits sämtliche chemischen Organisationseinheiten und Gene in sich trägt. Diese Zelle teilt, multipliziert und differenziert sich, produziert Milliarden weiterer Zellen und verwandelt sich schließlich in ein einzigartiges Individuum! Gibt es ein höheres Wesen? Ich glaube daran. Ein Teil dieser höheren Weisheit besteht darin, jeder lebenden Kreatur die Fähigkeit zu verleihen, Verletzungen und Krankheiten zu überstehen.

Wir wissen alle, dass Verletzungen heilen, aber auch, dass ernsthafte Verletzungen dauerhafte Schäden verursachen können, da unsere regenerative Kraft Grenzen hat. Zu wenige aber erkennen, dass der Körper in der Lage ist, Krankheiten dank einer ihm innewohnenden Fähigkeit zur Heilung, vor allem dank des Immunsystems, zu überstehen. Von entscheidender Bedeutung bei diesem Prozess ist gesunde Ernährung. Die Schulmedizin jedoch rät uns bei jedem Gesundheitsproblem zu irgendeinem Medikament – was oft genug die falsche Antwort ist. Trepanationsspuren[10] an Schädelfunden aus dem Altertum belegen das Ausheilen von Knochen – obgleich die vorangegangenen Operationen in einer nicht sterilen Umgebung mit offenbar sehr groben Instrumenten ausgeführt worden waren und es vermutlich kaum eine Nachsorge gab. Auch in uralten Schriftstücken finden sich immer wieder Hinweise auf verschiedenste Heilprozesse.

Die Wurzeln der organisierten Medizin gehen nach heutigem Wissen auf die alten Ägypter zurück. Sie unterhielten im Gesundheitswesen ein Kastensystem, das von Balsamierern, welche die Mumien einwickelten, über Therapeuten und Ärzte bis hin zu den Priestern reichte. Die Ägypter verehrten viele Götter, benutzten magische Kräfte, tierische Produkte, Exkremente und Blut. Teile ihres medizinischen Wissens gelangten bis ins antike Griechenland, wo man jedoch Mystizismus, Aberglauben und aggressive Substanzen beiseite ließ und stattdessen begann, den Körper als Problemverursacher näher zu analysieren. Mit der Zeit entstanden zwei verschiedene Philosophie-Richtungen. Die erste wurde durch Hippokrates vertreten, den „Vater der Medizin", vermutlich um 460 v. Chr. auf der griechischen Insel Kos geboren. Er verließ sich bei der Behandlung körperlicher Beschwerden nicht auf Götter, sondern verordnete einige Medikamente, Diäten, Körperübungen und frische Luft, beschwor die Bedeutung mentaler

---

[10] Anm. d. Hrsg.: Bei Trepanationen werden kleinere, zumeist kreisrunde Teile des Schädeldachs entfernt, um Operationen am darunter liegenden Gewebe, z. B. den Gehirnhäuten oder dem Gehirn selbst, vorzunehmen. Diese Methode ist bereits seit Jahrtausenden bekannt.

Gesundheit und wandte auch einige manuelle Techniken an. Seine enorme Beobachtungsgabe ließ ihn schon früh erkennen, dass Umweltfaktoren unsere Gesundheit beeinflussen. Er propagierte eine behutsame, nicht radikale Behandlungsweise und legte auf Diagnose und Prognose gleichermaßen großen Wert. Zur selben Zeit entstand in der griechischen Stadt Knidus, unweit der Insel Kos, eine weitere, Medizin-Schule, die allerdings ganz andere Anschauungen vertrat. Sie vertauschte Diagnose und Symptome und konzentrierte sich dann ganz auf die Behandlung letzterer, indem sie Medikamente dagegen verschrieb. Ihre Vertreter befassten sich nicht mit Prognosen und bestanden darauf, jedes Symptom zu benennen. Hier finden wir die Wurzeln der ICD[11], der internationalen Klassifikation von Krankheiten, auf die Ärzte heute so viel Zeit verwenden.

Verglichen mit der knidischen war die hippokratische Medizin-Philosophie viel rationaler, aber auch viel aufwändiger. Der Arzt musste dem Patienten das Problem erklären und ihn dazu bringen, durch Anwendung der ärztlichen Empfehlungen selbst aktiv an dessen Lösung mitzuwirken. In gewisser Hinsicht erkannte diese Philosophie bereits die Beziehung zwischen Struktur und Funktion. Sie wurde jedoch – mit wenigen Ausnahmen – immer mehr von der knidischen verdrängt, auf der die heutige Schulmedizin basiert.

Die ganze Geschichte hindurch gab es Menschen, die erkannten, dass der Körper stets aus eigener Kraft versucht, sich zu heilen und Krankheiten zu überwinden – denn: Wie sonst hätten wir überlebt?

Voltaire (1694-1778), der bekannte und umstrittene französische Schriftsteller und Philosoph, sagte: „Die Kunst der Medizin dient dazu, den Patienten zu amüsieren, bis die Natur die Krankheit heilt." Voltaire zeigte wenig Respekt gegenüber Ärzten und bemerkte:

---

[11] Anm. d. Hrsg.: Internationale Klassifizierung von Krankheiten. In Deutschland dient der ICD-Katalog den Ärzten als Abrechnungsgrundlage gegenüber Krankenversicherungen. Die meisten Ärzte sind vehemente Gegner dieser von den Versicherungen und Gesetzgebern eingeforderten Maßnahme, da sie neben immensem bürokratischem Aufwand auch quasi zu einem symptomorientierten Denken und Handeln zwingt.

„Sie wendeten Medikamente an, von denen sie wenig wussten, um Krankheiten zu heilen, von denen sie noch weniger wussten, an menschlichen Wesen, von denen sie gar nichts wussten."

Christian Friedrich Hahnemann (1755-1843), ein deutscher Arzt, brachte, unzufrieden mit der Schulmedizin seiner Zeit, 1796 sein *Gesetz der Ähnlichkeiten* heraus. Er war zu der Erkenntnis gekommen, dass die Einnahme einer hoch verdünnten Fremdsubstanz, die eine bestimmte Erkrankung simuliert, den Körper dazu anregen kann, genau dieser Erkrankung entgegenzuwirken. Das waren die Anfänge der Homöopathie, die bald große Zustimmung fand und sich in Europa und den Vereinigten Staaten ausbreitete. In vielen US-Bundesstaaten, die zwar eine Verbesserung der medizinischen Ausbildung anstrebten, neue Ideen jedoch ausgrenzten – ein allgemeines Phänomen der Medizingeschichte – brandmarkte man die Homöopathie aber als Quacksalberei. Hauptsächlich um deren Ausbreitung zu begrenzen, wurde 1840 die *American Medical Association (AMA)*[12] gegründet.

Ignaz Philipp Semmelweis (1818-1865), ein Wiener Geburtshilfeassistent in einem Wöchnerinnenkrankenhaus, in welchem 50 % der ärztlich betreuten Frauen an Kindbettfieber starben, vermutete den Grund für diese enorm hohe Sterblichkeitsrate in der Gepflogenheit der dortigen Ärzte, aus Sezierlabor und Leichenschauhaus direkt in den Entbindungsraum zu gehen, ohne sich vorher die Hände zu waschen und ihre mit Blut und Eiter verschmutzte Kleidung zu wechseln. Er trat deshalb vehement für Hygienemaßnahmen ein, wurde aber von den Kollegen lächerlich gemacht, aus Wien vertrieben und starb in einer Irrenanstalt. Seine Idee wurde später von seinen Studenten bewiesen und durch Pasteurs Keimtheorie verifiziert.

Edward Jenner (1749-1823) entdeckte den Impfstoff gegen Pocken. Er bemerkte, dass Milchbäuerinnen, welche die harmlose Kuhpocken-Krankheit überwunden hatten, immun gegen

---

[12] Anm. d. Hrsg.: Die AMA repräsentiert die mächtigste Ärztevereinigung der Vereiningten Staaten.

die tödlichen Pocken waren, und fand durch entsprechende Experimente heraus, dass sich diese Immunität auch durch Einbringen von Kuhpockenerregern in einen oberflächlichen Schnitt am menschlichen Arm erreichen lässt. Damit war bewiesen, dass sich das körpereigene Immunsystem durch entsprechende Stimulation noch resistenter gegen spezifische Krankheiten machen kann.

Auch Louis Pasteur (1822-1895), dessen „Keimtheorie", zunächst verspottet wurde, entdeckte, dass man den Körper durch Impfungen gezielt zur Bildung von Antikörpern anregen und so gegen bestimmte Krankheiten immunisieren kann. Er bewies seine Theorie an Cholera, Milzbrand und Tollwut.

Robert Koch (1842-1910), Wegbereiter der Bakteriologie und Entdecker des Tuberkulose-Erregers, entwickelte ebenfalls Impfstoffe gegen Tuberkulose und Cholera.

Ely Metchnikoff (1845-1916), Nobelpreisträgerin und Vorreiterin der Immunologie, entdeckte die so genannten Fresszellen, das sind weiße Blutkörperchen, die fremde Substanzen in sich aufnehmen und zersetzen.

Albert Schweitzer (1875-1965), Musiker, Theologe, Philosoph und in Afrika tätiger Missionsarzt erkannte, dass Heilerfolge, und zwar sowohl die der eingeborenen Medizinmänner als auch seine eigenen, in Wahrheit hauptsächlich auf die dem Körper des Patienten innewohnende Fähigkeit zur Selbstheilung zurückzuführen waren.

Ganz anders als die ärztlicherseits verordnete, strenge Bettruhe, die zudem Atrophien, wie etwa Muskelschwund und dauerhafte Unbeweglichkeit hervorrief, ging die australische Krankenschwester Kenny mit ihren Patienten um. Sie behandelte 1910 die Symptome der Poliomyelitis mit heißen Umschlägen um die Blutzirkulation zu fördern, und mit passiven Übungen und adäquater Physiotherapie – und erzielte damit beachtliche Erfolge. Erst mit der Entwicklung der Polioimpfung im Jahr 1953 erübrigten sich ihre Methoden.

Wie hilfreich selbst bei schweren Erkrankungen eine positive, die Selbstheilungskräfte des Körpers verstärkende Grundeinstellung in Kombination mit unterstützenden Vitamingaben ist, erfuhr Norman

Cousins, berühmt durch sein Buch *Anatomy of an Illness as Perceived by the Patient*, an sich selbst. Als die Ärzte 1969 bei ihm Morbus Bechterew diagnostizierten, eine chronische Gelenkentzündung, vorwiegend der Wirbelsäule, lehnte er – durch entsprechende medizinische Literatur kundig geworden – die schulmedizinischen Heilungsversuche (große Dosen Vitamin-C-eliminierendes Aspirin kombiniert mit Steroiden, also entzündungshemmenden, aber ebenfalls Vitamin-C-eliminierenden Medikamenten) schon bald ab und verließ das Krankenhaus, dessen typische Routine mit schlechtem Essen, Schlafunterbrechungen, unnötigen Untersuchungen und übermäßigen Medikamentengaben ihm nicht gut tat. Stattdessen mobilisierte er, indem er sich allem Positiven und Fröhlichen öffnete, seine Selbstheilungskräfte, unterstützte sie durch intravenös verabreichtes Vitamin C, einen der besten natürlichen Wirkstoffe gegen entzündliche Prozesse – und genas. Ein wahrer „Meister seines Schicksals und Kapitän seiner Seele"!

Weitere interessante Einsichten und Erfahrungen zum Thema Selbstheilung findet man in *Love, Medicine and Miracles* von Bernie Siegal, in *Timeless Healing* von Herbert Benson, MD, sowie in *Spontanous Healing* von Andrew Weil, MD, den ich sehr bewundere, weil er durch seine Arbeit einen unschätzbaren Beitrag zur ganzheitlichen Gesundheitsvorsorge geleistet hat.

Um aber einen Arzt zu finden, der die unserem Körper innewohnende Kraft zur Selbstheilung nicht nur in allen ihren Aspekten zutiefst begriffen hat, sondern auch die Fähigkeit besaß, sie klar und umfassend zu beschreiben und daraus ein Heilsystem zu entwickeln, das dieses körpereigene Heilpotenzial auszuschöpfen vermag wie kein anderes, müssen wir ins Amerika des 19. Jahrhunderts zurückgehen – zu Andrew Taylor Still, MD, DO, dem Gründer und Pionier der Osteopathie. Mit ihm und seiner bemerkenswerten Philosophie wollen wir uns im nächsten Kapitel etwas genauer beschäftigen.

8 – A. T. Still – die prägenden Jahre

Andrew Taylor Still, geboren am 6. August 1828 in Jonesboro, Lee County, Virginia – in einem Holzhäuschen, das vom *Kirksville College of Osteopathic Medicine* in Kirksville, Missouri, bis heute liebevoll erhalten wird – erlebte als Sohn eines Arztes und Predigers, den er oft bei seinen Krankenbesuchen begleitete, schon früh die Nöte kranker Menschen. Für das überdurchschnittlich intelligente, aufgeweckte und interessierte Kind waren alle Begegnungen und Informationen Impulse zum Nachdenken und zum Entwickeln eigener Ideen. Als er ungefähr zehn Jahre alt war, litt Andrew häufig an Kopfschmerzen. In dem Versuch, sich Erleichterung zu verschaffen, befestigte er ein Seil in geringer Höhe zwischen zwei Bäumen, breitete eine Decke darüber und legte sich dann so hin, dass sein Nacken entspannt auf dem gepolsterten Seil ruhte. Er benutzte diese Methode viele Jahre lang und schloss später, als er mehr Kenntnisse über die menschliche Anatomie besaß, dass die so erreichte Entspannung der Nackenmuskulatur zu verbesserter Blut- und Nervenversorgung in diesem Bereich und daher auch zu einem Nachlassen der Kopfschmerzen führt. Es dauerte noch etwa 120 Jahre, bis auch Bereiche der Schulmedizin die Beziehung zwischen Nackenverspannungen und einigen Kopfschmerzformen zu verstehen begannen.

Andrew, spirituell geprägt durch seinen Vater, für dessen medizinische Tätigkeit er sich mehr und mehr interessierte, beobachtete auch die Natur sehr genau, lernte z. B. beim Ausnehmen von erlegtem Wild viel über Anatomie und erweiterte seine Kenntnisse, indem er – oft gegen den Willen seines Vaters – dessen medizinische Bücher studierte.

Als erwachsener Mann besuchte er eine Medizinschule in Baldwin, Kansas, wo er 1857 als freier Kandidat in ein gesetzgebendes Organ gewählt wurde, und heiratete 1860, nachdem seine erste Frau an Cholera gestorben war, Mary E. Turner. Die Tochter eines Arztes aus New York sollte sich ihm in den folgenden schwierigen Jahren als treue Unterstützerin erweisen.

Nach dem amerikanischen Bürgerkrieg, in dem er, vehementer Verfechter der Sklavenbefreiung, als Arzt in der 9. Kansas-Kavallerie diente, begann Dr. Still, der die gängige Medizinpraxis immer unzureichender fand, bei Rückenschmerzen seiner Patienten erstmals mit manuellen Behandlungsmethoden zu experimentieren – die in vielen Fällen erfolgreich waren. Aber noch etwas zog sein verstärktes Interesse auf sich: Während des Bürgerkriegs, während dessen alle Ärzte in der Armee dienten, war die Kindersterblichkeit deutlich zurückgegangen, woraus Dr. Still schloss, dass das Kindersterben zu einem großen Teil durch ärztlich verordnete Arzneien – hauptsächlich das Brechmittel Kalomel, bestehend aus dem tödlichen Gift Quecksilberchlorid, aber auch Schwefelsäure, Salz und weitere Verbindungen mit Blei und Strichninen – verursacht wurde. Diese vermeintlich hilfreiche „Medizin" führte in Wirklichkeit also dazu, Patienten zu töten. Hat sich, frage ich Sie, lieber Leser, die Situation heutzutage aber wirklich geändert, wenn jährlich immer noch über 100.000 Menschen an ärztlich verordneten Medikamenten sterben? Zu Dr. Stills Zeit wurden allerdings auch einige Kräuter verwendet, deren gute Wirkung seitens der Forschung auch heute noch bestätigt wird, nämlich Cayennepfeffer, Fingerhut (Digitalis), Ginseng und Kanadischer Gelbwurz (Goldenseal).

Auch ein schwerer Schicksalsschlag – er musste hilflos zusehen wie drei seiner Kinder an spinaler Hirnhautentzündung starben – brachte Dr. Stills festen Glauben an die von Gott gegebenen Selbstheilungskräfte des menschlichen Körpers nicht ins Wanken. In seiner *Autobiography* führte er hierzu aus: „ Hat Gott den Menschen bei Krankheit in einer Welt des Ratens verlassen? Soll man raten, was der Fall ist? Was man geben soll, wie das Ergebnis sein wird? Und wenn sie gestorben sind, bleibt nur zu raten übrig, wo sie bleiben?" Ich entschied damals, dass Gott kein Gott des Ratens, sondern ein Gott der Wahrheit sei. Alle seine Werke, spirituelle und materielle, sind harmonisch. Sein Gesetz des animalischen Lebens ist absolut. Der weise Gott hat daher die Medikamente sicher in das materielle Haus gelegt, das der Geist des Lebens bewohnt." Aus dieser tiefen Überzeugung heraus machte er sich auf die Suche nach Antworten. Beim Sezieren vieler Leichen – das auf völlig legale Weise geschah, wie aus dem Buch seines Enkels Charles E. Still Jr. *Frontier Doctor, Medical Pioneer* eindeutig hervorgeht – gewann er noch detailliertere Kenntnisse der menschlichen Anatomie. Sie veranlassten ihn, den physischen Ursachen der Klagen und Krankheiten seiner Patienten noch genauer auf den Grund zu gehen. Man muss bedenken, dass ihm dabei außer einigen groben chirurgischen Instrumenten keinerlei Ausrüstung zur Verfügung stand. Keine diagnostischen Geräte, keine Laboratorien, keine Nachschlagewerke – nur seine feinen Sinne, sein scharfer Intellekt, sein Forschungsdrang und sein brennendes Interesse, die Wahrheit herauszufinden. „Das Gehirn ist der einzige verlässliche Freund", bemerkte er dazu in seiner *Autobiography*. Intensive Beschäftigung mit der Blut- und der Nervenversorgung des Körpers führte ihn zu dem Schluss, dass alle Krankheiten Folgen von Dysfunktionen dieser wichtigen Systeme seien. „Die Ursache kann gefunden werden und sie besteht in der verringerten oder verstärkten Nervenaktion, welche die Flüssigkeiten in Teilen oder im Ganzen des Körpers steuert." Dieser Satz aus seiner *Autobiography* zeigt, dass er bereits damals die Funktion des vegetativen Nervensystems verstand, das im Europa des 18. Jahrhunderts zwar schon Experimentierobjekt gewesen war, jedoch erstmals 1898 von Langley benannt und erst Anfang des 20. Jahrhunderts genauer beschrieben wurde.

Die das Nervensystem betreffende Erkenntnis war die erste von Dr. Stills vielen Schlussfolgerungen über die Funktionsweise des menschlichen Körpers, die Ursachen von Krankheit und die dem Körper innewohnende Fähigkeit zur Selbstheilung – die übrigens später alle durch Untersuchungen der modernen Wissenschaft bestätigt wurden. Still war überzeugt, dass seine Philosophie der Wahrheit entsprach, nach der er gesucht hatte, dass seine Methoden richtig waren und einen großen Segen für die Menschheit bedeuteten. So hisste er am 22. Juni 1874 das „Banner der Osteopathie".

Außer einem umfassenden und detaillierten Wissen über die Anatomie, das er sich stets bemühte, seinen Studenten zu vermitteln, hatte er sich ein unglaublich gutes Verständnis der Funktionsweise des menschlichen Körpers angeeignet – und wie gesagt: ohne die Hilfe von Labortests, speziellen Instrumenten, Röntgenaufnahmen, Szintigrammen, Kernspinaufnahmen (Kernspins). 1898, also bereits zwei Jahre nach der Entdeckung der Röntgenstrahlen, installierte er in seinem Krankenhaus einen Röntgenapparat, den zweiten überhaupt westlich des Mississippi. Dr. Still gewann viele seiner Erkenntnisse durch das von ihm als so wichtig erachtete Anatomie-Studium – „Anfang und Ende ist die Anatomie" – sowie durch eigenständiges, logisches Denken. „Der Student einer jeden Philosophie hat mit den einfachsten Methoden des Schließens am meisten Erfolg." Und: „Der Erforscher der Wahrheit muss zunächst seine Unabhängigkeit gegenüber allen Verpflichtungen oder irgendwie gearteten Bruderschaften erklären. Sein Denken und Schließen müssen frei sein." (ebenda) „Der Osteopath schließt, wenn er überhaupt schließt, dass Ordnung und Gesundheit untrennbar sind. Wenn in allen Teilen Ordnung herrscht, kann sich eine Krankheit nicht durchsetzen."

Sein Verständnis von der menschlichen Physiologie zeigt sich, wenn er anmerkt: „Wenn wir denken, wie ein vernünftiger Mensch schließen sollte, werden wir fünf Nervenkräfte finden. Sie alle müssen wirken, um einen Teil zu erbauen, sofort beim Appell und während der gesamten Arbeit antworten. Die Namen dieser Meisterarbeiter sind Empfindung, Bewegung, Ernährung, Willkürlichkeit und Unwillkürlichkeit." Eine wirklich sehr profunde Aussage zu einer Zeit, als das Wissen über Form und Funktion des Nervensystems noch sehr beschränkt war. Der menschliche Körper ist ausgestattet mit einem willkürlichen und einem vegetativen Nervensystem, die wiederum jeweils in Untersysteme gegliedert sind. Das willkürliche Nervensystem umfasst den sensorischen Bereich, der für Sinneswahrnehmungen zuständig ist, und den motorischen Bereich, der uns eine willentliche Kontrolle der Muskeln ermöglicht. Das vegetative Nervensystem besteht aus dem Sympathikus, der als „Schreck- oder Flucht"-Mechanismus bekannt ist. Er kontrolliert die Blutzirkulation, versorgt den Menschen mit der nötigen Energie bei Angst, Temperaturwechsel, emotionalen Ausbrüchen, physischer Aktivität und Schmerz und trägt außerdem zu vielen chronischen Schmerzsyndromen bei. Das System des Parasympathikus steuert andererseits das Gleichgewicht des Organismus und die lebensnotwendigen Körperfunktionen. Zur Nährfunktion des Nervensystems, die 1981 von I. M. Korr, PhD, bewiesen wurde und auf die wir in Kapitel 10 eingehen werden, merkte Dr. Still an: „Ist seine [sc. des Osteopathen] Schlussfolgerung nicht gerechtfertigt, dass die Nerven schwanger gehen und alle von der Natur beim Aufbau des Menschen benutzten Substanzen weiterleiten?"

Und im Jahre 1874, als er die Osteopathie ins Leben rief, sagte er: „ eine gestörte Arterie den genauen zeitlichen Beginn markiert, wenn eine Krankheit ihre Saat der Zerstörung im menschlichen Körper aussät. Das Gesetz der Arterie ist absolut universal und darf nicht gestört werden, sonst folgt Krankheit." Einige Jahre später führte er in seiner *Philosophy of Osteopathy* aus: „ Ihr seht die verschiedenen Teile dieses großen Lebenssystems, wenn es die allgemein als Blut bekannten Flüssigkeiten herstellt, sie durch einen Set von großen und kleinen Röhren passieren lässt – einige davon so unglaublich klein, dass man die Hilfe kraftvoller Mikroskope braucht, um ihre unendlich kleinen Formen zu sehen, durch die das Blut und andere Flüssigkeiten durch das Herz und die Kraft des Gehirns geleitet werden, um Organe, Muskeln, Membranen und alle für das Leben und die Bewegung notwendigen Dinge zu erbauen." „Blut, eine unbekannte Flüssigkeit. Es befindet sich in allen Teilen aus Fleisch und Knochen. Als Harvey[13] durch sein kraftvolles Schließen das Wissen über den Blutkreislauf erworben

---

[13] William Harvey (1578-1657), englischer Physiologe, beschrieb erstmalig den Blutkreislauf vollständig.

hatte, erreichte er damit nur die Ufer des Lebensflusses. Er erkannte, dass Quelle und Mündung des die rätselhafte Arbeit des Aufbaus des Menschen leistenden Blutflusses im Herzen liegen. Das Blut wird systematisch vom Herzen in allen Bereichen des Körpers verteilt. Das Gesetz von Arterie und Vene ist in allen Lebewesen universal – und der Osteopath muss das wissen und dieses Gesetz befolgen. Sonst hat er als Heiler keinen Erfolg."

Dr. Stills Kenntnis von der Fähigkeit des Körpers, Krankheiten zu überstehen, die, wie wir heute wissen, auf unser Immunsystem zurückzuführen ist, offenbart sich auch in seiner Feststellung, dass „reines und gesundes Blut – das Beste uns bekannte Keimmittel" ist. Und seine tiefen Einsichten in die Zusammenhänge des körpereigenen Immunsystems zeigen sich, wenn er bemerkt: „Mir ist kein Bereich des Körpers bekannt, welcher den Faszien als Jagdrevier gleichkommt." „Die Faszien sind das Prinzip, dass jeden einzelnen Teil des animalischen Körpers einhüllt, durchdringt, teilt und weiter unterteilt. Durch ihre Aktion leben wir, durch ihr Versagen schrumpfen oder schwellen und sterben wir. Dieses Leben ist sicher zu kurz, um den Nutzen der Faszien in den animalischen Formen vollständig zu ergründen." Heute wissen wir, dass die Faszien signifikante Elemente enthalten, die wir als retikuloendotheliales System kennen, bestehend aus festen und auch beweglichen Zellen, die Krankheitserreger, seien es Viren, Bakterien, Pilze, Parasiten oder Allergene Substanzen, zerstören. Dieses System ist noch besser bekannt als monozytäres Phagozytensystem.

Fieber war für Still „ein mächtiges natürliches Abwehrmittel". Als Teil eines verstärkten Stoffwechsels unterstützt es das Immunsystem. Durch die erhöhte Temperatur werden Krankheitserreger, insbesondere Viren eliminiert. Zu viele Ärzte betrachten Fieber heute lediglich als ein Symptom und verschreiben fiebersenkende Mittel wie Aspirin oder Paracetamol. Solche Medikamente blocken jedoch die natürliche Antwort des Körpers auf eine Infektion. Kein Wunder, dass Menschen, die in dieser Weise behandelt werden, oft länger krank bleiben als notwendig.

Still wusste, wie wichtig der Liquor[14] in Bezug auf die Gesundheit des Gehirns ist. Er bezeichnete sie als „das höchste bekannte Element ist, das der menschliche Körper enthält. Solange das Gehirn diese Flüssigkeit nicht in großer Menge liefert, bleibt der invalide Zustand des Körpers erhalten. Wer in der Lage ist zu schließen, wird sehen, dass dieser große Fluss des Lebens angezapft und das verdorrte Feld auf der Stelle gewässert werden muss, sonst ist die Ernte der Gesundheit für immer verloren." Durch solche Erkenntnisse legte er auch einen Grundstein für das Konzept der Kraniosakralen Osteopathie (siehe Kapitel 12), das einer seiner begabtesten Schüler, William Garner Sutherland, aus der Stillschen Philosophie heraus entwickelte.

Dass Dr. Still schon damals die Bedeutung biochemischer Vorgänge im Körper verstand, beweist er, indem er sagt: „Die Chemie ist als Teil einer gründlichen Osteopathieausbildung von großem Nutzen. Sie erklärt uns, warum die Nahrungsmittel im Körper als Knochen, Muskeln usf., als alle Arten von Fleisch, Zähnen und Knochen in allen animalischen Formen wieder gefunden werden. Die Osteopathie glaubt, dass alle Teile des menschlichen Körpers auf der Basis chemischer Verbindungen funktionieren und aus dem allgemeinen Angebot das nutzen, was lokal gebraucht wird." Die Leber bezeichnete er als „das chemische Labor der Natur". Wir wissen heute, dass die dort durch Umwandlung unserer Nahrung entstehenden Stoffwechselprodukte mit Hilfe weiterer chemischer Vorgänge in jeder Zelle genutzt werden.

Dr. Stills tiefe Spiritualität und seine Betonung spiritueller Aspekte der Heilung fließen in sein Konzept von Körper, Geist und Seele ein, indem er sagt: „ Erstens der materielle Körper, zweitens das spirituelle Lebewesen, drittens ein Lebewesen des Verstandes, das allen lebendigen Bewegungen und materiellen Formen weit überlegen ist, dessen Pflicht darin besteht, diese große Maschine des Lebens weise zu leiten. "

---

[14] Anm. d. Hrsg.: Liquor cerebrospinalis; Flüssigkeit, die das Gehirn und das Rückenmark umspült und die von ihm ausgehenden Nerven bis in ihre feinsten Verzweigungen umhüllend begleitet.

Dr. Still verlangte viel von seinen Studenten. Sie mussten bei den Prüfungen im Fach Anatomie mindestens 95 Prozent erreichen, um das Examen zu bestehen. Er forderte sie auf, Toleranz zu üben, und bemühte sich stets, ihnen seine Grundauffassungen von einem guten Osteopathen zu vermitteln: „Keine Wahrheit ist größer als eine andere Wahrheit. Deshalb sollten wir allen Wahrheiten – großen wie kleinen – mit Respekt und Hochachtung begegnen." „Die erste und letzte Pflicht des Osteopathen besteht darin, sich um gesundes Blut und Nervenangebot zu kümmern." „Die Aufgabe des Arztes ist es, Gesundheit zu finden. Krankheit kann jeder finden." „Ein Osteopath sollte ein klar denkender, gewissenhafter, wahrheitsliebender Mensch sein, der erst redet, wenn er weiß, dass er die Wahrheiten gefunden und (praktisch) bewiesen hat, die er zu wissen vorgibt."

Zur Arzt-Patienten-Beziehung bemerkte er: „Die Menschen erwarten vom Osteopathen mehr als Ratespiele." Ein wirklicher Osteopath verfügt über spezielle Palpationsfähigkeiten[15], die es ihm erlauben, eine grundlegende körperliche Diagnose zu stellen, eine in vielen Bereichen der Medizin verlorengegangene Kunst. Die sorgfältige Untersuchung der Gewebe, der Haut, der Faszien, Muskeln, Sehnen und Knochen kann sehr viele eindeutige Informationen über den Patienten liefern, sodass sich die in der Schulmedizin üblichen Vermutungen und die zu deren Bestätigung nötigen Untersuchungen wie Röntgenaufnahmen, Kernspins, Ultraschall- und Labortests erübrigen bzw. auf ein Minimum beschränken lassen. Wir werden darauf in Kapitel 13 näher eingehen.

---

[15] Palpation = Das Erfassen von Strukturen durch „Ertasten"

9 – Etablierung des osteopathischen Berufsstandes

Dr. Still hatte nicht vor, eine neue medizinische Schule zu gründen. Seine Vision war vielmehr, „die allgemeinmedizinischen Praktiken, die Operationsmethoden und die Geburtshilfe zu verbessern." Wie schon unzählige Erneuerer vor ihm stieß jedoch auch er bei der Verwirklichung seiner Pläne zunächst auf größte Widerstände – und das nicht nur in medizinischen Fachkreisen.

„Zu einer wirklich großen Entdeckung gelangt man nicht auf ausgetretenen Pfaden", bemerkt Booth in seinem Buch *History of Osteopathy*. Still hatte es gewagt, die bekannten Wege zu verlassen, und allenthalben schienen sie sich nun gegen ihn zu verschwören, die Verfechter des Althergebrachten. Prediger verurteilten ihn, er wurde in aller Öffentlichkeit lächerlich gemacht und sogar Mitglieder seiner eigenen Familie erklärten ihn für verrückt. Er aber war aufgrund der Erfolge seiner ersten physischen Manipulationen so überzeugt von der Richtigkeit seiner Methoden, dass er unbeirrbar alles dransetzte, sie publik zu machen und gegen die anfänglichen Widerstände zu etablieren.

Zwar besuchten ihn schon damals – allerdings heimlich und bei Nacht und Nebel – immer mehr hilfesuchende Kranke, die von seinen außergewöhnlichen Methoden gehört hatten. Eine wirkliche Wende in seiner Karriere als Osteopath brachte aber erst seine Übersiedlung nach Kirksville, Missouri, im Jahr 1875. Einer seiner ersten Fälle dort war eine bereits jahrelang bettlägerige junge Frau, welche die behandelnden Ärzte schließlich aufgegeben hatten. Sie war nicht fähig, ihren Kopf zu heben, wurde von Krämpfen und Zuckungen heimgesucht, war oft bewusstlos und übergab sich ständig. Nach einer etwa dreimonatigen Behandlung durch Dr. Still war sie geheilt und erfreute sich noch viele Jahre einer guten Gesundheit.. Still reiste nun auch in andere Städte, um einerseits für die Osteopathie zu werben und sich andererseits noch mehr leidenden Patienten zu widmen. Wie wunderbar sich bei ihm anatomisches Wissen und manuelle Begabung vereinten und wie mitfühlend er in jeder Hinsicht war, zeigt die kleine Geschichte von einer alten Frau mit krummem Nacken und Muskelkrampf, der er durch eine einzige, aber absolut fachmännisch durchgeführte Drehung ihres Kopfes im Nu half. Als die so plötzlich von ihren Beschwerden Befreite nach dem Honorar für die gelungene Behandlung fragte, antwortete Still, der wusste, dass sie eine fast mittellose Wäscherin war: „Das macht 10 Dollar." Und als sie erwiderte „Da muss ich aber erst noch viele Kleider waschen, um Sie bezahlen zu können", zog er einen Zehndollarschein aus seiner Tasche und gab ihn ihr mit den Worten: „Ihre Rechnung ist bezahlt, gehen Sie nach Hause und seien Sie glücklich." Seine erfolgreichen Behandlungsmethoden, sein liebevoller Umgang mit den Patienten und seine Großzügigkeit brachten dem „Blitz-Einrenker", wie man ihn schon bald nannte, schließlich Ansehen und Respekt. Zu Recht stolz auf seine Vorreiterrolle und auf seinen Kampfgeist, mit dem er seine Ideen und Methoden bis zu deren Anerkennung durchgefochten hatte, sagte er rückblickend einmal zu seinen Schülern: „Kein Prediger wird für Euch beten, als wäret Ihr vom Teufel besessen, kein unschuldiges Kind wird vor Eurer Erscheinung vor Angst flüchten, weil man Euch für verrückt erklärt hat. Nein, euer Schicksal wird nicht wie meines sein, da meine unermüdlichen Kräfte diese Wissenschaft und ihre Ausführenden auf die Beine gestellt und den Respekt und die Bewunderung der Welt eingefordert haben."

Sein Ruhm verbreitete sich nun innerhalb weniger Jahre und der Ansturm von Patienten aus aller Welt war so enorm, dass die Eisenbahn Extra-Waggons an die Züge von St. Louis nach Kirksville anhängen musste, um ihn zu bewältigen. Unter den bekannten Persönlichkeiten, die von ihm behandelt wurden, waren Helen Keller und Samuel Clemens (Mark Twain).

Womit Still vor allem Fachkollegen immer wieder verblüffte, war sein Verständnis der Anatomie und der Funktionen des menschlichen Körpers. Dr. J. Sullivan, ein Arzt, dessen Frau sich von Still behandeln ließ, sagte über ihn: „In der Anatomie, so riesig und kompliziert dieses Gebiet auch ist, hat Dr. Still eine fast übernatürliche Kenntnis des lebenden Menschen."

Wie groß andererseits Stills Ehrfurcht vor der unfassbaren Schöpfer-Intelligenz war, die alles durchdringt und bis ins winzigste Detail plant und steuert, zeigen Sätze wie dieser: „Jedes Blutkörperchen geht wie ein Soldat in einer Armee, der genaue Instruktionen hat, wohin er gehen soll und mit unbeirrbarer Genauigkeit seine Arbeit verrichtet, ob es sich in den Haaren oder in den hübschen Enden einer Pfauenfeder am hinteren Ende eines Vogels befindet."

In den späten 1880er Jahren konnte Dr. Still die Masse Hilfesuchender, die ständig auf ihn einströmte, nicht mehr bewältigen, obgleich seine von ihm angelernten Söhne einen Teil der Aufgaben übernommen hatten. Da deren Kenntnisse aber dringend einer Erweiterung bedurften und es zudem noch andere gab, die seine Behandlungsmethoden erlernen wollten, eröffnete Still mit Erlaubnis des Staates Missouri am 10. Mai 1892 die erste offizielle Schule für Osteopathie. Kurz darauf bekam er Besuch von Dr. William Smith, schottischer Arzt und Dozent des *Royal College of Physicians and Surgeons* in Edinburgh. Dieser hielt sich damals in Missouri auf, um medizinische Fachliteratur und Instrumente zu verkaufen, hörte viele seiner Kollegen über den „Quacksalber" Still klagen, der ihnen ihr Geschäft verderbe, und wollte der Wahrheit auf den Grund gehen. Nach ausführlichen Gesprächen mit Dr. Still war er von dessen Theorie so überzeugt, dass er sich noch am selben Abend bereit erklärte, an Stills neuer Schule Anatomie zu unterrichten. Still, der zu bescheiden war, um ihr seinen Namen zu geben, nannte diese Lehranstalt, an der im Herbst 1892 der Unterricht aufgenommen wurde, *The American School of Osteopathy*. Rasch erhöhte sich die Zahl der Schüler und schließlich graduierten 18 Studenten – fünf davon Frauen, für deren Rechte Dr. Still als entschiedener Verfechter der Emanzipation stets vehement eintrat. Eine dieser ersten Absolventinnen, Dr. Jeanette Bowles, übernahm später anstelle von Dr. Smith, der eine Praxis in Kansas eröffnete, den Anatomie-Unterricht.

Jetzt, nachdem Stills Ruhm gefestigt war, tauchten natürlich auch Menschen auf, die versuchten, davon zu profitieren. Ein solcher Trittbrettfahrer war D. D. Palmer, ein „Heiler mit magnetischen Kräften", der 1892 in Kirksville erschien, wo er sich zwei Wochen von Dr. Still und dessen Mitarbeitern behandeln ließ, um hinterher zu verkünden, er habe die Chiropraktik entdeckt. Diesen Vorfall erwähnt u. a. auch Stills enger Freund Arthur Hildreth, DO, in seinem Buch *The Lengthening Shadow of Andrew Taylor Still* sowie Mark Sander, D. C., ehemals Chiropraktik-Lehrer, in seinem Artikel *Take it From a D. C. : a Lot of Chiropractic is a Sham*, der am 17. September 1990 in *Medical Economics* erschien.

Die nun folgenden Jahre waren hauptsächlich geprägt von Wachstum und Erfolg für den noch so jungen Berufsstand Osteopathie: 1894 wurde das Osteopathie-Studium auf zwei Jahre ausgeweitet und man begann in Kirksville mit dem Bau eines Krankenhauses. Viele von Stills ehemaligen Schülern eröffneten bald eigene Osteopathie-Lehrstätten – u. a. in Los Angeles, Denver und Chicago. Neue Schüler drängten herein. Die Klassen in Kirksville wuchsen und umfassten um 1900 bereits über 200 Studenten. Schulgebäude und Krankenhaus wurden vergrößert. Der weltweite Siegeszug der Osteopathie war nicht mehr aufzuhalten: 1897 Hawaii, 1898 Kanada, 1899 Philippinen und bald danach auch Mexiko, Irland, England, China und Westindien.

Auch in rechtlicher Hinsicht verbesserte sich die Situation zusehends: Verschiedene Versuche seitens der Schulmedizin, praktizierende Vertreter der Osteopathie und deren Patienten zu diskreditieren und zu verleumden und die Osteopathie per Gesetz verbieten zu lassen, schlugen fehl. Zu überzeugend waren die Resultate der osteopathischen Behandlungen, zu prominent viele der Personen, die durch sie Heilung erfahren hatten. Der erste US-Bundesstaat, dessen Gouverneur die Osteopathie legalisierte, indem er ein entsprechendes Gesetz unterzeichnete, war 1896 Vermont. 1897 folgte Missouri. Im gleichen Jahr gründete man in Kirksville eine nationale Organisation mit dem Namen *The American Association for the Advancement of Osteopathy* – 1901 umbenannt in *The American Osteopathic Association (AOA)*.

Überall bemühten sich nun ehemalige Kirksville-Absolventen, die ihr umfangreiches und fundiertes Wissen bereits erfolgreich in der Praxis anwandten, um gesetzliche Anerkennung ihres jungen Berufsstands. Einer von ihnen war David L. Clark, DO, der sich als junger Mann beim Sturz von einem Baum schwerste Rücken- und Beckenverletzungen zugezogen hatte und dann drei Jahre hindurch ein Leben als „Krüppel" führte – bis er endlich zu Dr. Still fand, der seine Heilung einleitete. Dass dieser Heilerfolg erzielt wurde, obgleich der Unfall schon so lange zurücklag, ist besonders bemerkenswert und ein weiterer Beweis für Dr. Stills ungeheures Können und die ungewöhnlich weitreichende positive Wirkung osteopathischer Behandlungsmethoden. Clark jedenfalls war derart beeindruckt, dass er beschloss, sein Leben und seine Arbeitskraft ganz in den Dienst der Osteopathie zu stellen. Weil ihn aber kurz darauf erneute Schicksalsschläge trafen – er wurde Opfer eines Raubüberfalls, erlitt dabei Verletzungen, die schwerste Kopfschmerzen verursachten und dazu führten, dass man ihn für verrückt erklärte und für ein Jahr einsperrte – , kam er erst lange Zeit danach wieder zu Dr. Still, der ihm erneut helfen konnte und ihn als seinen Schüler aufnahm. Clark graduierte 1898, ließ sich zunächst in Texas als erster Osteopath des Staates nieder, später dann in Denver und war hier wie dort sowohl beruflich als auch in seinem Kampf um die rechtliche Anerkennung der Osteopathie sehr erfolgreich.

In jener Zeit stiegen auch die Ansprüche an die Ausbildung der Osteopathen. 1905 wurde der Studiengang auf drei, 1915 auf vier Jahre erweitert.

Alle seine Triumphe konnten Dr. Still, den unermüdlichen Kämpfer, nicht veranlassen, sich auf seinen Lorbeeren auszuruhen. Hoch betagt war er immer noch aktiv und forcierte die Etablierung der Osteopathie – sein Lebenswerk. 1912 wurde er auf seinem Weg zu einer *AOA*-Konferenz in Denver bei einem Zugunglück verletzt. Seine frühere gute Gesundheit war nun dahin. Am frühen Morgen des 17. Dezember 1917 erlag er im Alter von 89 Jahren seinem zweiten Schlaganfall. „Haltet sie rein, Jungs, haltet sie rein!", waren seine letzten Worte in dieser Welt. Sie galten seinen Schülern und Weggefährten, denen er sein Lebenswerk in der Hoffnung hinterließ, dass sie die Osteopathie in seinem Sinne und auf der Basis seiner Philosophie weiterführen. Als sich die Nachricht von seinem Tod verbreitete, traf in Kirksville eine Unzahl von Telegrammen aus aller Welt ein. Während seiner Beerdigung, an der Tausende teilnahmen, blieben ihm zu Ehren alle Geschäfte und Schulen geschlossen.

Still hatte mit seiner Arbeit erreicht, was er wollte: Die Osteopathie war zu jener Zeit bereits gut etabliert. Es gab in den USA 5.000 Osteopathen und neben der *American School of Osteopathy,* (dem heutigen *Kirksville College of Osteopathic Medicine*), noch fünf weitere osteopathische Ausbildungsstätten. In immerhin schon neun US-Bundesstaaten hatte man als Osteopath das Recht, frei zu praktizieren (Allgemeinmedizin, Chirurgie, Geburtshilfe und osteopathische Manipulation). Andere Staaten beschränkten dieses Recht allerdings auf die manipulativen Techniken, wieder andere erlaubten überhaupt keine Ausübung, sodass es in vielen Fällen zu Verhaftungen von Osteopathen kam, die ihre Freisetzung oft nur dem engagierten Einsatz ihrer Patienten zu verdanken hatten. Diese völlig unterschiedliche Handhabung führte zu einer ebenso unterschiedlichen Ansiedlungsdichte von Osteopathie-Praxen in den USA.

10 – Das Wachstum des osteopathischen Berufsstandes

Gegen alle Schwierigkeiten und rechtlichen Hürden gewann die Osteopathie dennoch ständig Boden und stieß in der Öffentlichkeit auf immer breitere Akzeptanz. Dieser positive Trend wurde unterstützt durch die Eröffnung weiterer Schulen sowie durch die Gründung von Organisationen, die für einheitliche Standards sorgten. Auch Kliniken integrierten die Osteopathie nun mit wachsendem Erfolg.

„Es gibt keinen wissenschaftlichen Beweis", lautete trotzdem nach wie vor das Argument, mit dem Schulmediziner gegen die Osteopathie zu Felde zogen. Um diesen Vorwurf zu entkräften und das osteopathische Konzept zu untermauern, unternahm man bereits 1898/99 erste Tierversuche. Wenige Jahre später startete Dr. Louisa Burns, eine Absolventin des *Pacific College of Osteopathy* in Los Angeles, ein umfangreiches Forschungsprojekt, in dessen Mittelpunkt ein besonders wichtiger Aspekt des osteopathischen Konzepts stand: der Zusammenhang zwischen Störungen in der Blut- und Nervenversorgung und Veränderungen an endokrinen Drüsen und inneren Organen. Die Ergebnisse der an den Versuchstieren vorgenommenen vergleichenden Gewebsuntersuchungen veröffentlichte sie in einem vierbändigen Werk, das vom *Bureau of Osteopathic Research* noch heute als bedeutender Beitrag zur wissenschaftlichen Fundierung der Osteopathie gewürdigt wird. Etwa 1940 führte J. Stedman Denslow, DO, ein Osteopathie-Forschungsprojekt an Menschen durch, das trotz begrenzter Experimentiermöglichkeiten neue Erkenntnisse über die Funktionsweise des neuromuskulären Skelettsystems sowie über die Auswirkungen struktureller Veränderungen in diesem System brachte. Sein 1941 hierzu erschienener Artikel im *Journal of Neurophysiology* war übrigens die erste Veröffentlichung zum Thema Osteopathie in einer nicht speziell osteopathischen wissenschaftlichen Zeitschrift.

Im Jahr 1945 wurde I. M. Korr, Ph. D., nach Kirksville berufen, um dort mit einem Forschungsprogramm zu beginnen und Osteopathie-Studenten in Physiologie zu unterrichten. Er und seine Kollegen Elliot Hix und Price Thomas lieferten in den folgenden Jahren überzeugende Beweise für die positive Wirkung des osteopathischen Konzeptes und leisteten Wesentliches auf dem Gebiet der Neurophysiologie. So entdeckten sie zum Beispiel, dass die Nervenzellenfortsätze, also jene Nervenfasern, welche die Nervenimpulse von der Zelle wegleiten, auch eine wichtige Funktion als Transportmedium für Nährstoffe haben. (Von der Nährfunktion der Nerven wusste Dr. Still übrigens bereits um die Jahrhundertwende.)

Korr, der später auch noch am *Michigan State College of Osteopathic Medicine* sowie am *Texas College of Osteopathic Medicine* wirkte, widmete schließlich sein Leben ganz der osteopathischen Forschung. Einer Familie entstammend, deren Mitglieder alle in ihren 40ern oder 50ern starben, meinte er, dass ihn dasselbe Schicksal treffen würde. Während seiner Zeit in Kirksville behandelte ihn ein leitendes Mitglied des dortigen Osteopathen-Teams regelmäßig und stellte vor allem seine Ernährung um. Offenbar mit Erfolg, denn am 24. August 2000 feierte Dr. Korr seinen 91. Geburtstag. Als international bekannter Redner ging er in seinen zahlreichen Vorträgen immer auch der Frage nach, inwieweit Osteopathie zu Langlebigkeit beitragen kann.

Früher waren in der Osteopathie viele Behandlungsfälle chronischer Art und erforderten stationäre Pflege, weshalb man ergänzend zu den osteopathischen Krankenhäusern zahlreiche Sanatorien einrichtete, in denen gute Erfolge erzielt wurden. Im Jahre 1950 kam ein großer Durchbruch: Ein Gerichtsurteil in Adrian County Missouri gab osteopathischen Ärzten (DO) das

Recht, in steuerlich geförderten Krankenhäusern zu praktizieren. Mit der Zeit beschäftigten auch andere Krankenhäuser DOs und heute setzt sich das Ärzteteam in fast allen Kliniken aus MDs und DOs zusammen.

So ein gemischtes Team aus Osteopathen und Schulmedizinern hat im Krankenhaus zweifellos Vorteile. Es ist stets zu begrüßen, wenn zwei Fachrichtungen kooperieren, und in diesem Fall können die MDs sehen, dass osteopathische Ärzte ebenso gute Mediziner sind und dass in manipulativen Methoden ein großes Potenzial steckt. Allerdings wenden heute zu wenige osteopathische Ärzte manipulative Techniken im Krankenhaus an und manche nicht einmal mehr in ihrer eigenen Praxis. Das führt bei einigen Leuten zu der irrigen Meinung, diese Behandlungsmethoden seien in der heutigen Osteopathie im Schwinden begriffen, was aber nur in den 1950er und 1960er Jahren, als man OMT[16] wenig Bedeutung beimaß, vorübergehend der Fall gewesen sein mag. Wenn manche Chiropraktiker schon vermuten, wir Osteopathen würden manipulative Behandlung ganz aufgeben und OMT sei an unseren Colleges nur noch ein Wahlfach, dann entspricht das vielleicht ihrem Wunschdenken, aber nicht der Wahrheit. Dreizehn neue Osteopathie-Colleges und eine wieder stärkere Betonung von OMT in den Lehrplänen beweisen: Die von Dr. Still überlieferte Kunst lebt. Und wenngleich die damit zusammenhängenden statistischen Zahlen variieren mögen, so wendet in den USA offenbar doch die Mehrheit der DOs OMT an.[17]

Wie jedes Wachstum verlief freilich auch das der Osteopathie nicht nur steil bergauf und ohne Probleme. Abgesehen von den

---

[16] Anm. d. Hrsg.: Osteopathic Manipulative Technics/Treatments. Bitte beachten Sie, dass der Begriff "manipulative" in diesem Buch nicht das bezeichnet, als das es bei uns bekannt ist – eine manipulative (aktiv beeinflussende) strukturelle Technik, etwa wie in der Manuellen Medizin. Es ist eher als alle manuellen Techniken in der Osteopathie umfassende Umschreibung zu sehen. Siehe hierzu insbesondere Kapitel 11.

[17] Anm. d. Hrsg.: Wie im Vorwort bereits erwähnt, stimmt diese Darstellung so nicht. Tatsache ist, dass über 90 % der amerikanischen Osteopathen in ihrer täglichen Praxis weniger als 5 % ihrer Zeit OMTs anwenden.

beschriebenen, schwierigen Gründerjahren gab es auch durch die Jahrzehnte immer wieder Rückschläge, Widerstände und Niederlagen für diese von der herkömmlich praktizierenden Ärzteschaft als „Kult" bezeichnete, völlig neue Bewegung in der Medizin. Wiederholt versuchte die mächtige *American Medical Association,* den osteopathischen Berufsstand ebenso zu „schlucken", wie sie es davor schon mit anderen nicht-allopathischen Berufsgruppen in der medizinischen Landschaft getan hatte. 1962 gelang es der Schulmediziner-Lobby, in Kalifornien ein Referendum durchzubringen, das die Zulassung weiterer Osteopathen untersagte und man verleibte sich daraufhin ohne viel Federlesens das *Los Angeles Osteopathic College* ein. In einem weiteren, wohlüberlegten Schachzug wurde dann zunächst allen in Kalifornien niedergelassenen Osteopathen der MD-Titel angeboten – eine Verlockung, der etwa drei Viertel von ihnen nicht widerstehen konnten, obgleich sie dafür einen ziemlich hohen Preis zahlen mussten: Mit diesem „kleinen Doktor-Titel", wie man in dann spöttisch nannte, verloren sie nämlich ihrer Zulassung als DO. Die *Medical Association* plante ein entsprechendes Vorgehen in sechzehn anderen Staaten, wo es entweder ein Osteopathisches College oder eine große Anzahl osteopathischer Ärzte gab. Gewarnt durch die katastrophale Entwicklung in Kalifornien vereitelte man dort jedoch in Zusammenarbeit mit der *American Osteopathic Association* die Durchsetzung dieser Pläne. Mehr noch: Diejenigen kalifornischen Osteopathen, die ihre Identität als DOs bewahrt hatten, gingen nun – obgleich scheinbar hoffnungslos in der Minderzahl – entschlossen gegen die übermächtig gewordene Schulmedizin vor. Jeder Patient hat das Recht auf freie Arztwahl: Mit diesem Argument erreichten sie schließlich, dass der Oberste Gerichtshof von Kalifornien die 1962 getroffene, das Wachstum des osteopathischen Berufsstands stark einschränkende Gerichtsentscheidung für nichtig erklärte. Das wirkte landesweit wie ein Signal: In allen fünfzig US-Staaten wurden Osteopathen nun uneingeschränkte Zulassungsrechte erteilt.

Einen nicht unerheblichen Beitrag zu Wachstum und Akzeptanz des osteopathischen Berufsstands in den USA hat übrigens auch

– wenngleich wohl unabsichtlich – die amerikanische Armee geleistet: Ab 1966 ließ sie in der medizinischen Versorgung der Streitkräfte, der Not gehorchend auch osteopathische Ärzte zu, die man im Zweiten Weltkrieg anders als die MDs nur zum Wehrdienst herangezogen oder als „Ärzte-Ersatz" in der Heimat gelassen hatte (wo sie allerdings die Patienten der MDs so erfolgreich behandelten, dass viele davon auch nach dem Krieg bei ihnen blieben). Nun aber hatten Osteopathen erstmals Gelegenheit unter schwierigsten Bedingungen im Vietnamkrieg und in anderen militärischen Einsätzen die Vorteile ihrer Ausbildung sowie ihr besonderes Einfühlungsvermögen zu zeigen. Mit Erfolg: Heute sind rund 20 % der im militärischen Bereich tätigen Ärzte DOs. Auch in den Organen des öffentlichen Gesundheitswesens gewinnt der Einfluss osteopathischer Ärzte an Bedeutung.

Niemand kann über die Entwicklung des osteopathischen Berufsstands schreiben, ohne auf die zwei Organisationen einzugehen, die ihn entscheidend prägten und dabei stets auf die Bewahrung der Stillschen Lehren achteten: Das ist zum einen die 1937 ins Leben gerufene *American Academy of Osteopathy (AAO)*. Ihre Funktionen bestehen in der Zusammenstellung von Lehrprogrammen für OMT, der Ausbildung von Lehrern in diesem Konzept, der Veröffentlichung osteopathischer Schriften, dem Erkennen außergewöhnlicher manipulativer Talente beim Nachwuchs, der Förderung osteopathischer Forschungsprojekte und schließlich in der Betreuung ihrer Mitglieder. Eine zweite, 1946 gegründete und zunächst unabhängige Organisation, die *Osteopathic Cranial Association*, erfüllte – allerdings mit Schwerpunkt auf dem kranialen Aspekt – die gleichen Zwecke wie die *AAO*, in die sie dann auch integriert wurde. 1960 erhielt sie ihren heutigen Namen *Cranial Academy*.

1969 erlebte der osteopathische Berufsstand erneut einen starken „Wachstumsschub": Nach Jahrzehnten wurde wieder eine Ausbildungsstätte für Osteopathen eröffnet, das *Michigan State University College of Osteopathic Medicine*. Als Teil der *Michigan State University* bildete es eine Ergänzung der dortigen medizinischen und veterinärmedizinischen Fakultäten. Aufgrund verstärkter Nachfrage nach Ausbildungsplätzen schuf man rasch weitere Osteopathie-Lehranstalten und baute die existierenden aus – und das in einer Zeit, in der wegen des allgemeinen Ärzteüberschusses medizinische Fakultäten verkleinert wurden. Alle osteopathischen Schulen erfüllen bestimmte, von der *American Osteopathic Association* aufgestellte Grundvoraussetzungen, staatliche Colleges noch zusätzlich gesetzliche Vorschriften.

Im Jahre 2000 gab es in den USA etwa 45.000 osteopathische Ärzte und 19 osteopathische Colleges, manche eingebunden in Universitäten, andere finanziell unabhängig, wie das *Kirksville College of Osteopathy*, die in meinen Augen nach wie vor die weltweit beste Ausbildungsstätte für Osteopathen darstellt.

Und da wir schon beim Thema sind: Wie sieht es aus mit der Verbreitung der Osteopathie in der Welt? Hier ist in den letzten Jahren ein sehr positiver Trend zu verzeichnen. Allerdings gibt es einige Länder, die den amerikanischen Abschluss „DO" gar nicht oder wie England nur mit der auch für einheimische Osteopathen geltenden Beschränkung auf die manipulativen Techniken anerkennen. Viele Länder bilden mit Hilfe amerikanischer DOs eigene „Osteopathen" aus, die dann aber ebenfalls nur manipulative Techniken vornehmen dürfen – es sei denn, sie tragen den „Dr."-Titel. Osteopathische Lehrstätten, deren Unterricht sich auf manipulative Techniken beschränkt, gibt es u. a. in Deutschland, England, Frankreich und Belgien sowie in Kanada und Japan. Neuseeland verfügt seit geraumer Zeit über eine Schule für osteopathische Medizin.

Auch europäische MDs erhielten osteopathische Ausbildungen in verschiedenen Ländern und dürfen „Osteopathie" praktizieren, einige mit, andere ohne Lizenz. Sobald sie eine behördliche Genehmigung erhalten haben, können sie assoziierte Mitglieder der *American Academy of Osteopathy (AAO)* werden und unsere Post-Graduierten-Lehrgänge besuchen. Andere ausländische „Osteopathen" starten als Physiotherapeuten und studieren Tausende von Stunden Anatomie, Physiologie und Manipulation. Ihre Anzahl vermehrt sich rasch und einige von ihnen sind sehr tüchtig. Sie sollten vielleicht als „International Non-Licenced Osteopaths" bezeichnet werden.

„Osteopathie ist so gut, dass jeder Dummkopf davon leben kann", sagte ein alter Osteopath einmal scherzhaft. Die Wahrheit ist: Es gibt wohl kaum einen Berufsstand, dessen Vertreter größere Unterschiede in Geschick und Können aufweisen. Von den außergewöhnlich Befähigten sind einige leider bereits verstorben wie Dr. Perrin Wilson, Dr. Fred Mitchell Sr., Dr. Harrison Freyette, Dr. William Sutherland, Dr. Rollin Becker, die Dres. Howard und Rebecca Lippincott, mein Vater Dr. Harold Magoun Sr. und Dr. Robert Fulford. Andere, die Manipulationen durchführen, gehen dabei zu grob vor, weil sie entweder das notwendige manuelle Geschick nicht besitzen oder weil ihnen einfach die Übung fehlt. Es gab eine Zeit, in der alle osteopathischen Ärzte, einschließlich der Spezialisten, OMT praktisch ausübten. Heute tun das, wie gesagt, in den USA viele nicht mehr oder zu wenig oft. Andererseits haben wir aber in allen Bereichen der Medizin und Chirurgie fähige osteopathisch orientierte Spezialisten, von denen einige auch manipulative Techniken anwenden. Wir haben Zertifizierungsgremien für alle diese spezifischen Fachrichtungen und auch – was es bei den MDs nicht gibt – ein spezielles für Manipulation. Wer sich darin sowie durch zusätzliche Übungspraxis und Erfahrung qualifiziert und einige anspruchsvolle Examen bestanden hat, kann FAAO – das heißt „Fellow", also Mitglied, der *American Academy of Osteopathy* – werden.

Die größte Gruppe in unserer Berufssparte sind die Hausärzte, für die es ebenfalls einen Zertifizierungsausschuss gibt. Viele von ihnen wenden OMT an, andere mit Vollapprobation betreiben einfach nur herkömmliche Medizin und sind somit keine Hausärzte im Sinne von Dr. Still.

Zu denen, welche die Lehren von Dr. Still am meisten beherzigen und bewahren, gehören die Mitglieder der *AAO* und deren angegliederter Organisation *The Cranial Academy (CA)*. Sie alle haben sich der Osteopathie verpflichtet, einige sind niedergelassene Hausärzte, praktizieren OMT, verschreiben aber auch Medikamente. Andere wenden ausschließlich OMT oder Kraniosakrale Behandlungen an.

Die vielen unterschiedlichen Richtungen und Tendenzen innerhalb unseres Berufsstands führen zu einer Identitätskrise und zu der Frage: Was ist ein osteopathischer Arzt und was ist ein Osteopath? Zur Klärung dieser Frage beizutragen, war einer der Gründe, warum ich dieses Buch geschrieben habe. Denn die *American Osteopathic Association (AOA)* hat in dieser Hinsicht keine wirkungsvolle Arbeit geleistet. 1998 initiierte sie auf Drängen von Studenten, die beklagten, Osteopathie sei nicht genug bekannt, die *Unity Campaign* mit dem Ziel, die verschiedenen Strömungen innerhalb der Osteopathie zu vereinen, dem Titel „DO" allgemeine Anerkennung zu verschaffen und ihn durch folgende Definition klar gegen „MD" abzugrenzen: Der osteopathische Arzt behandelt der Stillschen Philosophie gemäß den ganzen Körper, während sich der herkömmlich ausgebildete Arzt auf Symptome und auf einzelne Körperteile oder Organsysteme konzentriert.

Die Osteopathie hat immer für sich in Anspruch genommen, eine ganz eigene Form der Medizin zu sein. Der wichtigste Unterschied zur traditionellen Medizin besteht jedoch darin, dass der wirkliche Osteopath Manipulationen (OMT), wie sie in diesem Buch beschrieben wurden, auch <u>tatsächlich</u> anwendet. Aber genau hier liegt der Haken. Denn da in den USA viele osteopathische Ärzte OMT nicht praktizieren, kann die *AOA* diesen Aspekt nicht als Haupt-Unterscheidungskriterium anführen.

Ein DO ist ein Doktor der Osteopathie. Wir DOs besitzen die Zulassung, auch Chirurgie und Geburtshilfe in allen fünfzig Staaten der USA durchzuführen. Wir haben aber darüber hinaus auch eine umfangreiche Ausbildung in osteopathischen Prinzipien und Praxis absolviert und so ein weitreichenderes Wissen von der Funktionsweise des Körpers als Ganzes und ein tieferes Verständnis für das Zusammenspiel seiner Systeme erworben. Viele von uns verfügen über die Fähigkeit und die Erfahrung, sich <u>in</u> den Körper hineinzudenken und sind in der Lage, allein durch sorgfältigste

Palpation – also ohne Einsatz technischer Geräte – wertvolle, für eine erfolgreiche Behandlung des Patienten wichtige Informationen über körperliche Störungen zu gewinnen. Auf der Basis dieser Erkenntnisse wenden wir dann eine ganze Reihe osteopathischer Verfahren an, um die Selbstheilungskräfte des Körpers zu unterstützen. Die Schulmedizin hat inzwischen erkannt, dass sie in dieser Hinsicht uns gegenüber ein Defizit hat, und sucht in jüngster Zeit nach Möglichkeiten, das, was sie „manuelle Medizin" nennt, in die Lehrpläne ihrer Unis aufzunehmen. Jene Vertreter unseres Berufsstands, die lediglich herkömmliche Medizin betreiben, sehen nicht, wo der Trend hingeht. Sie haben eindeutig den Anschluss verpasst und verweigern dadurch ihren Patienten die für die Mehrzahl medizinischer Probleme günstigste und kosteneffektivste Behandlung. Während sie es vorziehen, als osteopathische Ärzte bezeichnet zu werden, sind wir, die OMT praktizieren, stolz darauf, wahre Osteopathen zu sein und uns so zu nennen. Nicht herkömmliche Medizinpraxis, sondern die praktische Anwendung Stillscher Prinzipien war es ja schließlich, welche die Osteopathie wachsen und weltweit sich verbreiten ließ.

11 – Erweiterung des Konzeptes

„Der Mensch, die komplexeste, verwickelste und empfindlichste Maschine der ganzen Schöpfung ist die, die der Osteopath genau kennen muss. Berufsklugheit und Verstand lehren uns, dass in jedem Bereich der Kunst, Wissenschaft, Philosophie oder der Mechanik kunstfertige und erfahrene Maschinisten gebraucht werden., war eine der Kernaussagen von Dr. Still, der den Schöpfer oft als „Meister-Mechaniker" bezeichnete.

Als er seine manuellen Methoden zur Behandlung von Krankheiten entwickelte, tat er dies in der tiefen Überzeugung, dass sie letztlich nur dazu dienten, die dem Körper innewohnende Kraft zur Selbstheilung zu stimulieren, deren zentrale Bedeutung er stets ebenso betonte wie die Wichtigkeit des harmonischen Zusammenspiels aller Körperteile. Auch beim Unterrichten an seiner 1892 in Kirksville, Missouri, eröffneten ersten Schule für Osteopathie stellte er immer seine Philosophie in den Mittelpunkt und hielt sich nicht lange mit dem Erläutern spezifischer manipulativer Behandlungen auf, deren es viele gibt.

Diese Verfahren eignen sich zur Behandlung aller Gewebe – wo immer auch krankhafte Veränderungen festgestellt werden. Mit Gewebe sind hier die knochenverbindenden Gelenke in Wirbelsäule, Armen, Händen, Fingern, Beinen, Füßen und Zehen gemeint und ebenso die Nähte oder Verbindungen zwischen den Schädelknochen, die ein bewegliches System bilden, auf das wir im nächsten Kapitel näher eingehen werden.

Die Gewebe, von denen wir hier sprechen, umfassen auch die Bänder, welche die Gelenkbewegungen unterstützen und begrenzen, die Muskeln, welche die Gelenke ebenfalls bewegen und unterstützen, die Sehnen, welche die Muskeln mit den Knochen verbinden, sowie die Faszien, das verbindende Gewebe, das alle Gewebe im Körper umhüllt und dem Körper im Wesentlichen seine Gestalt gibt. Die osteopathische Behandlung bezieht aber auch die Körperflüssigkeiten mit ein – u. a. die aus dem Blutserum gefilterte Lymphflüssigkeit, die alle weichen Körpergewebe durchfließt, das Blut in Arterien und Venen sowie den Liquor, der in und um Gehirn und Rückenmark zu finden ist. Wir Osteopathen behandeln über den Kranialen Mechanismus (siehe nächstes Kapitel) auch das Gehirn, die zwölf Paare spezieller Hirnnerven, das sympathische und das parasympathische Nervensystem sowie alle aus dem Rückenmark herausführenden spinalen Nerven. Der Haut, die alles bedeckt, widmen wir uns ebenfalls.

Es sind enorm viele krankhafte Erscheinungen und Veränderungen, auf die wir achten – etwa Bewegungseinschränkungen der oben genannten Knochen, früher „osteopathische Läsion", heute „somatische Dysfunktionen" genannt. Wir prüfen den Spannungsgrad in Muskeln, Bändern und Faszien, suchen nach degenerativen Veränderungen wie Arthritis der Gelenke oder Bindegewebsentzündungen in Muskeln und Faszien und beachten Hauttrockenheit. Wir schauen auf Störungen in Blut- und Nervenversorgung, die als Stau, Entzündung, Kälte und Funktion sbeeinträchtigungen vieler Art in Erscheinung treten.

Aufgrund der Vielfalt der zu behandelnden Gewebe und der damit verbundenen Probleme wendet der Osteopath entsprechend viele verschiedene Manipulativmethoden an. Diese wurden und werden ausschließlich entwickelt, um die Funktionen zu verbessern und – ganz im Sinne von Dr. Still – dem Körper zu helfen, sich selbst zu heilen. Alle bedeutenden Manipulationstechniken, die man heute rund um den Globus benutzt, haben ihren Ursprung in der Osteopathie. Viele davon werden – mit unterschiedlichem Erfolg – auch von anderen im Gesundheitsbereich tätigen Berufsgruppen angewandt.

Die am meisten bekannte Manipulation wird direkte oder *HVLA-Technik* [18] genannt. Man wendet sie, falls angezeigt, bei

[18] Anm. d. Übers.: High Velocity Low Amplitude = Schnelle Beschleunigung mit kleiner Amplitude

eingeschränkter Beweglichkeit verknöcherter Gelenke an – aber auch dann mit Vorsicht, um den Patienten nicht zu verletzen. Sie eignet sich keinesfalls bei Traumata, bei akuten Infektionen, fortgeschrittener Arthritis, Osteoporose, allgemeiner Erschöpfung, bei sehr jungen und sehr alten Menschen oder bei ängstlichen Patienten. Gelenke mögen in ihrer normalen Position durch angeschwollene Bänder oder Muskelverhärtung eingeschränkt oder verschoben sein, sodass Beugen, Strecken oder Rotieren behindert sind. Um herauszufinden, welche Behandlungsmethode im speziellen Fall angebracht ist, muss zu Beginn sorgfältigst geprüft werden, inwieweit eine Abweichung von der normalen Funktion vorliegt – ein Vorgang, von dessen Wichtigkeit viele Entscheidungsträger im Gesundheitswesen und in den Versicherungsgesellschaften nicht viel verstehen. Weiterhin sollte das weiche Gewebe, welches das Gelenk umgibt, so entspannt wie möglich sein, damit es sich bei der Korrektur nicht verkrampft und das Gelenk sich leichter bewegt. Um das bestmögliche Resultat erzielen zu können, muss alles, was zu der Einschränkung oder Fehlstellung beiträgt, rückgängig gemacht werden. Ist diese Re-Positionierung erreicht und das unterstützende Gewebe genügend gelockert, muss ein sehr schnelles und kurzes Zurückstoßen in die Normalstellung erfolgen. Kombiniert nämlich der Behandelnde bei diesem Stoß die hohe Geschwindigkeit mit einer langen Bewegungsdistanz (also mit einer hohen Amplitude), kann er den Patienten verletzen.

Einer der besten Methoden, weiches Gewebe, Haut, Faszien sowie Muskeln zu lockern und damit auf die Behandlung vorzubereiten, wird „*Soft Tissue-Technik*" genannt. Die Gewebe werden dabei langsam und sanft von dem problematischen Bereich entfernt. Wenn dies sorgfältig und mit Bedacht geschieht, wirkt es einerseits auf den Patienten entspannend und liefert andererseits dem Behandelnden eine Menge Informationen über den Patienten, die ihm helfen, dessen Probleme zu verstehen und anzugehen.

Gelenkbehandlungen lassen sich anwenden bei Gelenken, die sowohl mobilisiert als auch korrigiert werden müssen. Bei solchen Verfahren stabilisiert man zunächst die normale Struktur, die an die eingeschränkte angrenzt. Dann bewegt man entweder direkt den eingeschränkten Bereich oder den gesamten Körperteil, zu dem er gehört. Diese Methoden sind sanft und haben ein breites Anwendungsspektrum.

Es gibt darüber hinaus sehr behutsame Praktiken, so genannte *Fasziale Release-Techniken*, die sich besonders gut eignen, um Spannungen und Verkrampfungen in Bändern und Faszien auszugleichen. Man geht dabei direkt oder indirekt vor, je nachdem, ob das Problem akut oder chronisch ist.

Auch Körperflüssigkeiten lassen sich durch Manipulativmethoden auf vielerlei Weise beeinflussen. Liegt ein Ödem vor, also eine zumeist in Füßen und Knöcheln auftretende Ansammlung von Lymph- oder Gewebeflüssigkeit, kann der entsprechende Körperteil rhythmisch bewegt werden, um dort die Muskelaktivität zu simulieren, die normalerweise die Flüssigkeit am Zirkulieren hält. Dieses rhythmische Pulsieren hilft dem Körper, die angesammelte Flüssigkeit in das Zirkulationssystem zurückzubefördern. Die Schwellung lässt sich auch reduzieren, indem man das Ödem vorsichtig in Richtung Herz zurückstreicht. Bei Erkrankungen der Atemwege hilft die Technik der *Lymphatischen Pumpe* im Thorax gegen Stauungen in der Lunge.

Das waren die Techniken, die zu Stills Zeiten hauptsächlich angewendet wurden. Auf andere, später hinzugekommene Methoden werden wir weiter unten zu sprechen kommen. Man ist sich immer noch nicht ganz einig darüber, welche Verfahren Dr. Still selbst anwandte, da seine Schriften vor allem philosophische Betrachtungen, kaum aber Methodenbeschreibungen enthalten. Klar ist jedenfalls, dass er eine ganze Reihe von Techniken benutzte, von denen eine die oben beschriebene HVLA-Methode war – nicht umsonst nannte man ihn schließlich „Blitz-Einrenker". Und auch jener schon erwähnte D. D. Palmer, der sich nach einem zweiwöchigen Aufenthalt bei Still als Entdecker der Chiropraktik bezeichnete, übernahm diese Methode. Viele von Stills früheren Studenten veröffentlichten später eigene Fachbücher, in denen sie auch speziell über HVLA schrieben – wie Edyth Ashmore, DO, in ihrem 1915 erschienenen Buch *Osteopathic Mechanics* oder Ernest E. Tucker, DO, in *Osteopathic Technic* [19].

Neben sanften Methoden gab es aber auch massivere, bei denen Körperteile des Patienten mit Riemen fixiert wurden, um angrenzende Bereiche zu manipulieren. Davon zeugen u. a. noch die früher in Kirksville hergestellten, mit verschiedenen Fixiervorrichtungen ausgestatteten osteopathischen Behandlungstische, so genannte McManus-Tische. Ein Meister dieser zeitweise fast schon vergessenen, mittlerweile aber wieder aufgegriffenen Behandlungsmethode, die Joseph Swart, DO, LLB, Absolvent der *American School of Osteopathy* und später Professor in Kansas City, in seinem Buch *Osteopathic Strap Technic* beschreibt, war beispielsweise der in Kapitel 9 erwähnte Dr. Clark.

Schriftlichen Berichten seiner Studenten zufolge verwandte Dr. Still neben den oben genannten Techniken offenbar einige sehr sanfte indirekte, auf Bänder und Faszien gerichtete Methoden. Letztere sind jedoch weniger festgelegt und – weil man dabei kaum wahrnehmbare Bewegungen nutzt – nicht gerade leicht zu verstehen. Obgleich es in der früheren osteopathischen Fachliteratur nur sehr wenige Hinweise darauf gibt, verließen sich viele Schüler von Dr. Still ganz auf diese sanften und sehr effektiven Techniken. Einem von ihnen, William Garner Sutherland, DO, der einen wirklich herausragenden Beitrag zur Erweiterung des osteopathischen Konzeptes geleistet hat, widme ich das nächste Kapitel.

Dass Dr. Still, wie bereits erwähnt, in seiner Lehre mehr Gewicht auf seine Philosophie legte als auf das Vermitteln spezifischer Techniken, hat meiner Meinung nach zwei Gründe: Seine Herangehensweise war so radikal neu und bedeutete eine so völlige Abkehr von der existierenden medizinischen Praxis, dass sie ein ebenso totales Umdenken erforderte. Indem er seinen Schülern eindringlich seine Philosophie nahebrachte, forcierte er diesen

---

[19] Anm. d. Hrsg.: Unter www.osteolib.com finden Sie die Nachdrucke einige der hier und später im Text erwähnten "Klassiker der Osteopathie".

Umdenkprozess und bereitete so den Boden für eine erfolgreiche Realisierung seiner Ideen in der medizinischen Praxis. Zum anderen wusste er – dessen bin ich mir sicher – dass jene, die seine Philosophie verstanden, in der Lage sein würden auf dieser Basis neue, eigene Behandlungsmethoden zu entwickeln, was dann ja auch der Fall war.

C. Haddon Soden, DO, beispielsweise, der an der *American School of Osteopathy* übrigens dieselbe Klasse wie meine Eltern besuchte und wie diese 1924 graduierte, beschäftigte sich vor allem mit der Anwendung von Manipulationstechniken unter Anästhesie. Er war auf diesem Gebiet mit häufig sehr schwierigen, chronischen Behandlungsfällen ein echter Pionier. Derartige Prozeduren erfordern eine sehr hohe Kompetenz – und zwar vom Manipulator selbst, von seinem Assistenten und ebenso vom Anästhesisten. Da die Anästhesie den Muskelschutz der Gelenke vollständig außer Funktion setzt, muss der Operierende vollkommen mit dem Gefühl für die Bänderstruktur vertraut sein. Gemäß osteopathischer Philosophie ist dabei das Muskel-Skelett-System als im ganzheitlichen Sinn mobilisierbares System zu betrachten. Vor Jahren hatte ich während meiner Krankenhaustätigkeit Gelegenheit, solche Prozeduren durchzuführen und tat dies Dutzende Male. Auch einige orthopädische Chirurgen nehmen Manipulationen unter Anästhesie vor, dies jedoch gewöhnlich nur an einzelnen Gelenken, etwa bei fibröser Schultersteife. Da sie aber manchmal doch nicht das erforderliche „Gefühl" für die Gewebe haben, kommt es immer wieder zu Armbrüchen bei Patienten, weshalb sich einige orthopädische Publikationen gegen solche Verfahren aussprechen.

In den frühen 50er Jahren führten Harold Hoover, DO, und Charles Bowles, DO, die so genannte *Funktionelle Technik* ein. Sie erforderte eine „hörende" oder „fühlende" Hand über dem betroffenen Bereich des Muskel-Skelett-Systems, bereit, mit den Vorgängen im Gewebe „mitzugehen", und dann eine zweite Hand, um einen benachbarten Bereich in seinen harmonischen Zustand zurückzubewegen oder den Patienten in eine bestimmte Bewegung hineinzuführen. Diese Methode erforderte äußerste Konzentration vom Behandelnden und sorgfältige Kooperation vom Patienten und wurde wegen ihrer Komplexität nicht sehr oft angewandt.

Ein anderer Still-Schüler, T. J. Ruddy, DO, der viele Jahre in Kalifornien praktizierte und der erste in Osteopathie ausgebildete Hals-Nasen-Ohren-Spezialist war, entwickelte die *Resistive-Duktions-Technik*. Der Patient musste dabei synchron zu seinen Herzschlag mehrmals vorsichtig seine Muskeln gegen den sanften Widerstand des Behandelnden anspannen. Obschon sich diese Methode sehr gut eignete, um Bewegungsfähigkeit und Zirkulation zu verbessern, fand sie keine weite Verbreitung.

Muskel-Energie-Technik nannte Fred Mitchell Sr., DO, seine sehr effektive Methode, die er in den 1950er Jahren entwickelte. Sie umfasst drei Anwendungsmethoden. Bei der ersten wird das eingeschränkte Gelenk wie bei der oben beschriebenen direkten Technik repositioniert, um alles, was zur Einschränkung beigetragen hat, rückgängig zu machen. Man bewegt es bis zum Spannungspunkt und veranlasst dann den Patienten, sanft in die entgegengesetzte Richtung zu drücken, wobei der Widerstand des Behandelnden aber keine Bewegung zulässt. Diese Muskelanstrengung wird für 4 bis 5 Sekunden gehalten, wonach der Patient entspannen und sich lockern soll. Dann wird die Prozedur wiederholt, bis eine zufriedenstellende Erleichterung eintritt. Dr. Mitchell nannte diesen Teil, der sich auch für Muskeltraining eignet, *isometrisch*. Eine zweite Anwendung dient in erster Linie der Muskelstärkung. Bei dieser Prozedur wird Bewegung zugelassen, indem der Patient einen stärkeren Druck als der Manipulierende ausübt. Der Druck wird 4 bis 5 Sekunden gehalten und dann wiederholt. Dr. Mitchell nannte dies *isotonisch*. Die dritte Methode richtet sich an einen Muskel oder eine Muskelgruppe, die verspannt und fibrotisch ist. Wiederum übt der Patient eine Muskelaktion gegen den Manipulierenden aus, der diese mit noch stärkerem Druck beantwortet, sodass eine Bewegung in die Gegenrichtung stattfindet, wodurch ein sehr effektives Stretching erreicht wird. Als ich mit Dr. Mitchell, der damals noch an der Entwicklung seines Drei-Methoden-Konzeptes arbeitete, zusammentraf und erfuhr, dass er für die letzte Methode noch keinen Namen gefunden hatte, schlug ich ihm den Begriff *iso-lytisch* vor, den er mochte und übernahm. Die *Muskel-Energie-Technik* ist eine sehr effektive, für den gesamten Körper anwendbare und deshalb auch vielpraktizierte Technik. Mitchells Sohn, Fred Mitchell Jr., DO, der am *Michigan State College of Osteopathic Medicine* lehrt, hat sie inzwischen etwas modifiziert.

In den 1960er Jahren entwickelte Larry Jones, DO, mit dem so genannten *Counter-Strain* eine Methode, die ursprünglich dazu diente, akuten Muskelzerrungen entgegenzuwirken. Man bringt dabei den Patienten in die Position, in der die Zerrung auftrat, und hält ihn dort für 90 Sekunden, damit sich der Muskel entspannen kann. Dann wird der Patient langsam und sanft und ausschließlich durch die Kraft des Behandelnden passiv wieder in eine neutrale Position gebracht. Diese Methode, die man später noch ausgeweitet hat, um damit auch andere Dysfunktionen behandeln zu können, verwenden viele Therapeuten.

Osteopathische Ärzte bedienen sich verschiedener Manipulationstechniken, auch zur Behandlung innerer Organe – soweit erreichbar. Indem man zum Beispiel durch das darüberliegende Rippengerüst sehr vorsichtige Pumpbewegungen auf eine träge Leber ausübt, kann man deren Funktionen anregen, den Stoffwechsel verbessern, und den Entgiftungsprozess fördern. Schon in der 1930er Jahren demonstrierten Yale Castlio, DO, und Louise Ferris-Smith, dass sich durch behutsames Pumpen der Milz die Zirkulation der weißen Blutkörperchen und der Antikörper optimieren lässt. Diese Methode hat sich als sehr hilfreich erwiesen, sowohl bei infektiösen Prozessen als auch bei allergisch bedingten Problemen. Alle Unterleibs- und Beckenorgane sind durch *Ventral-Technik* sanft über die Unterleibswand beeinflussbar. Ein Uterus in Fehlstellung, lässt sich mit Hilfe behutsam angewandter viszeraler Technik regulieren.

Alle Organe des Körpers, sowohl die von außen zugänglichen als auch die tief liegenden, werden durch die Blut- und die Nervenversorgung beeinflusst. Ist diese gestört, kommt es zu funktionellen Veränderungen in den entsprechenden Organen. Das war es auch, was Dr. Louisa Burns (siehe Abschnitt II, Kapitel 1) bei ihren Forschungen herausfand, die so wesentlich zur Untermauerung des osteopathischen Konzepts beitrugen. Aus jedem Anatomiebuch ist ersichtlich, dass sämtliche Organe im Körper von einem speziellen Segment im Rückenmark mit Nerven versorgt werden. Nicht dokumentiert ist jedoch, dass ein erkranktes Organ eine Reaktion in der für seine Nervenversorgung zuständigen Rückenmarksebene auslöst, die dann wiederum das willkürliche Nervensystem derselben Ebene beeinflusst. Diese Reflexverbindungen hat Francis Pottenger, MD, FCAP, bereits 1919 in seinem inzwischen zum Klassiker gewordenen Buch *Symptoms of Visceral Disease* genau aufgezeichnet.

In der osteopathischen Medizin nutzen wir die spinalen Reflexe sowohl diagnostisch als auch therapeutisch. Die durch eine Einschränkung an irgendeinem Segment des Rückenmarkes verursachte Auswirkung auf die autonome Nervenversorgung des von diesem Segment innervierten Organs wird als somatoviszeraler Reflex bezeichnet, wobei sich „somato" auf die somatischen bzw. unterstützenden Strukturen des Körpers (den Bewegungsapparat) bezieht und „viszeral" auf die Eingeweide. Andererseits nennt man die durch Erkrankung oder Traumata eines inneren Organs im Rückenmark ausgelöste Reaktion den viszerosomatischen Reflex. Dieser schlägt sich in einer Spannung der tiefliegenden spinalen Muskeln des betreffenden Segments nieder und kann mit geübter Palpation erspürt werden. Eine solche Art der Diagnose liefert über die Vorgänge im Körper des Patienten Informationen, mit denen man diesen ihn in Erstaunen versetzen kann. „Ja, aber wie können Sie denn das wissen?", wird er verblüfft antworten, wenn Sie ihn, der über keinerlei Symptome geklagt hat, aufgrund einer allein durch Berührung festgestellten Spannung in der Nervenversorgung des Magenbereichs fragen: „Haben Sie Magenprobleme?". Gewöhnlich lassen sich die Symptome dann durch Behandlung des irritierten spinalen Segments beheben.

Eine ganz andere Art von Reflexen, die neurolymphatischen nämlich, entdeckte um 1900 Frank Chapman, DO. Diese Reflexe treten auf in lymphatischem Oberflächengewebe mit Nerven-verbindungen zu allen Eingeweiden und Hormondrüsen. Obgleich man die Zusammenhänge noch nicht ganz verstanden hat, ist klar, dass es für jede „itis" – sei es nun Sinusitis, Colitis, Thyroiditis oder jede andere Entzündung – den entsprechenden *Chapman-Reflexpunkt* gibt. Durch osteopathische Behandlung dieser Reflexpunkte, von denen Dr. Chapman über 200 definierte, kann man heilend auf das Organ einwirken, dessen Erkrankung den betreffenden Reflex verursacht hat.

Hier zwei Beispiele für die erstaunliche Wirkung solcher Behandlungen:

Der zweijährige Sohn von Dr. Mitchell, dem oben erwähnten späteren Schöpfer der *Muskel-Energie-Techniken,* wurde bei einem Brand so schwer verletzt, dass u. a. wegen Nierenversagens sein Leben auf dem Spiel stand. 30 Minuten, nachdem der herbeigerufene Dr. Owens, ein Mitarbeiter von Dr. Chapman, über Chapman-Reflexpunkte Nieren, Adrenalin produzierende Drüsen der Nebennieren und Leber des Kindes behandelt hatte, begannen dessen Nieren wieder normal zu funktionieren. Für Dr. Mitchell, den überglücklichen Vater, war diese Rettung der entscheidende Anlass für seine berufliche Neuorientierung in Richtung Osteopathie.

Als sich bei meinem Schwiegervater nach einer Operation eine Bauchfellentzündung entwickelte und er auf Leben und Tod darniederlag, behandelte ich – exakt den telefonisch eingeholten Anweisungen von Dr. Mitchell folgend – eine Woche lang dreimal täglich über Chapman-Reflexpunkte seine Leber, die Nebennieren, die Nieren und den Darm – und er wurde wieder gesund.

Die Osteopathie kennt in ihrer reichen Tradition viele solcher Geschichten.

12 – Das Kraniosakrale[20] Konzept von William Garner Sutherland, DO

„Bevor es eingeführt wurde, haben wir Osteopathie sozusagen ohne Hirn praktiziert", bemerkte ein alter Osteopath und Kraniosakral-Experte einmal scherzhaft. – Dr. Sutherlands Leistung, der bedeutendste Beitrag zum osteopathischen Konzept und eine der größten Segnungen im Gesundheitsbereich verdient zweifellos ein eigenes Kapitel. Obgleich das Kraniosakrale Konzept erst Jahre nach Dr. Stills „Grundsteinlegung" entwickelt wurde, stellt es den wichtigsten Teil der osteopathischen Philosophie dar. Seine Bedeutung ist deshalb so groß, weil der Kraniosakrale Mechanismus alle Funktionen des Gehirns, des Rückenmarks, der Hauptdrüsen des endokrinen Systems und die Hypophysenhinterlappen beeinflusst und auf die Fluktuation des Liquors mit der Verteilung der vom Gehirn erzeugten Botenstoffe einwirkt.

Der als Farmersohn aufgewachsene Sutherland, der schon als Junge beim Graben auf dem Kartoffelacker zu der prägenden Erkenntnis kam „dass es sich letztlich auszahlt, immer weitergraben", begann sich für die Osteopathie zu interessieren, als sein Bruder durch sie geheilt wurde und er als junger Zeitungsreporter zudem einen Artikel darüber schreiben sollte. Ein Besuch in Kirksville und die Begegnung mit Dr. Still, den er als „einen tiefsinnigen und honorigen Denker, Philosophen und Humanist; ein Mann der nahe an Gott wandelte", beschrieb, beeindruckten ihn dermaßen, dass er beschloss, sein Leben der Osteopathie zu verschreiben. Während seiner Ausbildung in Kirksville widmete er sich besonders intensiv

---

[20] Anm. d. Hrsg.: Eine Erläuterung zu diesem Begriff folgt im vorliegenden Kapitel.

dem Anatomiestudium. Beim genauen Betrachten des menschlichen Schädels veranlasste ihn dessen Form zu der Vermutung, dass dieser nicht – wie man damals noch allgemein annahm – eine fest gefügte, unbewegliche Einheit darstellt, sondern vielmehr ein atmendes Gebilde, in dem subtilste Bewegung stattfindet. „Als ich so dastand und im Sinne von Stills Philosophie sinnierte, fiel mein Augenmerk auf die abgeschrägten Oberflächen des Os sphenoidale. Plötzlich kam mir ein Gedanke – ich nenne ihn einen Leitgedanken – *abgeschrägt wie die Kiemen eines Fischs, hinweisend auf die gelenkvermittelte Beweglichkeit für einen respiratorischen Mechanismus*", erinnerte er sich später. Diesem Leitgedanken folgend intensivierte er seine Studien, um einen Beweis für seine Vermutung zu finden. Sein besonderes Interesse galt dabei den Schädelnähten bzw. Suturen (also den bindegewebigen Nahtstellen zwischen den Schädelknochen), die er, der ein ähnlich gutes Mechanik-Verständnis besaß wie Dr. Still, mit Zahnrädern, Kugeln, Kugelgelenken usw. assoziierte – mit Vorrichtungen also, die geschaffen sind, um vielfältige Bewegungen auszuführen. Auch dass die Schädelbasis aus erst später verknöchernden Knorpeln besteht und das Schädeldach aus ebenfalls erst später verknöchernden Membranen, war für ihn ein Hinweis, dass das Ganze auf Beweglichkeit angelegt sein musste. Er ging von der Annahme aus, dass die Schädelmembranen, also die Hirnhäute (Meningen), die Bewegungen der Schädelknochen steuern bzw. koordinieren. Diesen Steuerungsmechanismus nannte er *Reziproke Spannungsmembran.* In seinem Eifer, seine Theorie zu verifizieren. begann er, ganz nach seinem Motto „Grabe weiter", an seinem eigenen Kopf zu experimentieren. Technisch begabt wie Dr. Still, konstruierte er aus allen möglichen Gegenständen wie etwa Holzschalen, Football-Helmen, Baseball-Handschuhen, Gummibändern und Lederriemen, Vorrichtungen, mit denen er bestimmte Schädelnähte zusammenpresste, um die Auswirkungen solcher Prozeduren selbst spüren und erforschen zu können. Seine außerordentlich detaillierten Anatomiekenntnisse, die er sich ganz im Sinne von Dr. Still durch intensivste Studien erworben hatte, halfen ihm, von diesen Experimenten verursachte Symptome wieder zu beheben. Sein schon von Natur aus feiner Tastsinn, den er, angeregt durch Dr. Stills Grundsatz, der Osteopath müsse jedes Körpergewebe erfühlen können, durch ständiges Üben enorm sensibilisiert hatte, ließ ihn im Schädel tatsächlich Bewegung feststellen. Und für ihn bestand kein Zweifel, dass diese Schädelbewegung, dieser *Kraniale Mechanismus* sich synchron zur Eigenbewegung des Gehirns (von der man damals schon wusste) sowie zur rhythmischen Fluktuation des Liquors vollzieht. Aus der beim Studium von Fachliteratur entdeckten Tatsache, dass sich alle physiologischen Zentren des Gehirns, einschließlich der Atmung, auf der Ebene des vierten Ventrikels (also der vierten Gehirnkammer), befinden, folgerte er, dass der Mechanismus, den er erforschte, eigentlich einen *Primären Respiratorischen Mechanismus* darstellt, während die Lungenatmung sekundär ist. Dies wurde in der Folgezeit bestätigt. Dr. Sutherland, der in der Öffentlichkeit manchmal Befremden ausgelöst haben mag, weil er, erfüllt von seinem wissenschaftlichem Interesse, auch wildfremden Leuten auf den Kopf zu starren pflegte, untersuchte nicht nur die Schädelknochen bis ins winzigste Detail. Er bezog auch das Kreuzbein in seine Studien mit ein und fand, dass dieser eng mit dem Schädel verbundene Teil der Wirbelsäule ebenfalls eine respiratorische Bewegung zeigte. Dieses das Kranium (Schädel), das Sakrum (Kreuzbein), die verbindenden Membranen und den Liquor umfassende System nannte er schließlich den *Kraniosakralen Mechanismus*.

Er verglich seine eigenen Erkenntnisse und Erfahrungen mit Berichten von Patienten, die Kopfverletzungen erlitten hatten, und begann schließlich, häufig auftretende Leiden wie Migräne, Nebenhöhlenentzündungen und Augenprobleme mit seinen neuen, sanften, zunächst an sich selbst erprobten Methoden zu behandeln. Dr. Stills Lehren folgend studierte er die Körpergewebe und ging bei seinen Patienten sehr behutsam an jeden Bereich des Körpers heran, an dem er ein Probleme feststellte. Ermutigt durch die dabei erzielten, guten Erfolge, fing er nun auch an, seine „Botschaft" zu verbreiten. Einer Serie von Artikeln in einer osteopathischen Publikation folgte 1932 ein erster Vortrag auf der *AOA*-Konferenz in Chicago. Nur sieben Leute kamen zu seinem Referat, aber trotzdem erregte er einiges Interesse. Neben zunehmender publizistischer Tätigkeit und der Betreuung seiner erwachsenen Patienten widmete sich Dr. Sutherland in dieser Zeit auch Erkrankungen und Fehlentwicklungen bei Kindern. Durch Studium und Erfahrung war er zu der Erkenntnis gelangt, dass sich viele körperliche Probleme auf ein während der Geburt erlittenes Trauma zurückführen lassen, zu einem Zeitpunkt also, an welchem die erst später zu einem Ganzen zusammenwachsenden 22 Schädelknochen noch weich, biegsam und in ihrer Entwicklung begriffen sind. Um sein Wissen in diesem speziellen Bereich zu erweitern, verbrachte er fünf Jahre lang einen Teil seiner Zeit in einem Kinderkrankenhaus in Minneapolis. Diese Arbeit, obgleich für ihn mit großen persönlichen Opfern verbunden, brachten neue Erkenntnisse bezogen auf behinderte Kinder, vor allem solchen mit Seh- und Sprachproblemen.

Der Veröffentlichung seines Buches *The Cranial Bowl* 1939 folgte eine Reihe von Vorträgen. 1944 bekam Dr. Sutherland einen Lehrauftrag am *Des Moines Still Osteopathic College*. 1947 war sein Kraniosakrales Konzept bereits so bekannt und so viele junge Ärzte zeigten Interesse, seine Methoden zu erlernen, dass man zur Bewältigung der wachsenden organisatorischen Aufgaben die *Osteopathic Cranial Association* ins Leben rief.

Eine interessante, für meinen Vater schicksalhafte Begegnung ereignete sich im Jahr 1946: Er war damals schon längst erfolgreich praktizierender Osteopath und hatte von einigen seiner Meinung nach völlig verrückt gewordenen, um einen gewissen Sutherland gescharten Kollegen gehört, die behaupteten, im Schädel sei Bewegung. In der Absicht, diese vermeintlichen Scharlatane zu entlarven, begab er sich in eine von Sutherlands Vorlesungen. Als er den Klassenraum betrat, fragte ihn Sutherland, der damals dank seiner intensiven Schädel-Studien bereits in der Lage war, in vielen Fällen eine visuelle Diagnose zu stellen: „Wie lange leiden Sie schon an Migräne?" Mein Vater, der seit einem schweren Sturz in seiner

Kindheit immer wieder von Migräneanfällen heimgesucht wurde, war von dieser Frage so verblüfft, dass er begann, seine Denkweise zu ändern. Er unterzog sich einer Behandlung die von Sutherlands Mitarbeitern vorgenommen wurde und seine Spannungen im Kopf lösten – was zur Folge hatte, dass die Migräne nie wieder auftrat.

(Dazu ist grundsätzlich zu sagen: Solche Behandlungen bestehen aus einem Team von mehreren kraniosakral geschulten Ärzten, wobei die Supervision dem erfahrensten Mitglied obliegt. Während zwei bis drei Behandler am Kopf arbeiten, befindet sich ein anderer am Sakrum und ein weiterer an den unteren Extremitäten. Diese Konstellation ermöglicht es den Kraniosakralen Mechanismus wesentlich intensiver zu beeinflussen, als es einem Einzelnen gelingen würde.)

Mein Vater wurde jedenfalls ein ergebener Schüler von Dr. Sutherland, arbeitete viele Jahre mit ihm zusammen und stellte dessen Lehren in seinem 1951 erstmals erschienenen, inzwischen längst zum weltweiten Klassiker gewordenen Werk *Osteopathy in the Cranial Field*, umfassend dar. Wohl Tausende von Stunden schrieb er, unterstützt von den Ratschlägen ehemaliger Kraniosakral-Experten wie Ann Wales, Rollin Becker oder den Lippincotts, an diesem Buch, das er der *Cranial Academy* widmete. „Dies ist ein Werk der Liebe", sagte er dazu, „ein Versuch, etwas zurückzugeben für die Erlösung von Schmerz, die man mir ganz ohne Gegenleistung geschenkt hat."

In dem Wunsch, die Reinheit von Dr. Sutherlands Lehre zu bewahren, wurde in Denver am 25. September 1953 die *Sutherland Teaching Foundation* gegründet, die u. a. Lehrseminare für Ärzte mit abgeschlossenem Studium durchführt. Dr. Sutherland starb am 23. September 1954 in Pacific Grove, Kalifornien. Er hinterließ ein ungeheuer lebendiges Erbe.

Seine Theorie und darauf aufbauende Erkenntnisse über Schädel, Gehirn, Rückenmark und Sakrum haben Folgendes bewiesen:

1. Das Gehirn vollzieht in der Regel 10 bis 12 Mal pro Minute eine als leichtes Zusammenziehen und Wiederausdehnen wahrnehmbare Bewegung.

2. Lebende Schädelknochen sind flexibel. In den Schädelnähten findet Bewegung statt, sie fungieren eindeutig als Gelenke. Spätere Forschungen, insbesondere in Russland und den USA haben gezeigt, dass die harte Hirnhaut (Dura mater), also die äußerste der drei das Gehirn umhüllenden Häute, über die Schädelnähte mit der Knochenhaut des Schädels verbunden ist.

3. Die Dura mater besitzt eine innere Spannung, welche die Bewegung in den Schädelknochen steuert.

4. Die Dura mater, die Gehirn und Rückenmark umhüllt, ist sowohl an der Schädelbasis als auch am Sakrum befestigt und umgibt das Rückenmark in seiner vollen Länge. Da die Dura unelastisch ist, übt sie Spannung sowohl auf die Schädelbasis als auch auf das Sakrum aus, sodass Bewegung an einem Ende das andere Ende beeinflusst. Dies stellt die Grundlage des *Kraniosakralen Mechanismus* dar. Dr. Sutherland zog als Vergleich die altmodische Vorrichtung für das Aufhängen der Wäsche heran, bestehend aus zwei in der Erde befestigten T-Pfosten und den zwischen ihnen aufgespannten Drähten: Zieht man am Arm des einen Pfostens, bewegt sich analog dazu auch der Arm am anderen Ende.

5. Das Sakrum bewegt sich als Teil des *Primären Respiratorischen Mechanismus* auch zwischen den Hüftknochen. Dies geschieht unabhängig von der groben Bewegung, die Teil des Gehvorganges ist.

6. Der Liquor, fluktuierend wie die Gezeiten des Ozeans, zirkuliert und fließt auch entlang aller kranialen und spinalen Nerven.

All dies bedeutet eine völlige Abkehr vom traditionellen Denken in der Medizin und Zahnmedizin, das sich nur sehr langsam verändert. Einige Ärzte, die Manipulationen, so genannte „manuelle Medizin", praktizieren, besuchten zuvor Osteopathie-Kranio-Kurse und übernahmen kraniosakrale Manipulation in ihre Behandlungsmethoden.

Der in Fachkreisen selbst sehr angesehene Dr. Andrew Weil, einer der Vorreiter moderner ganzheitlicher Medizin, der in seiner regelmäßig erscheinenden Schrift *Self Healing* kraniosakrale

Behandlung empfiehlt, beschreibt in seinem Buch *Spontaneous Healing*, wie er Robert Fulford, DO, einem von Dr. Sutherlands außergewöhnlichsten Schülern, begegnete, die Ergebnisse seiner kraniosakralen Behandlung beobachtete und auch an sich selbst erfuhr. Wie groß die Verehrung und der Respekt für Dr. Fulford seitens seiner Berufskollegen waren, mag diese kleine Begebenheit zeigen, die ich selbst miterlebt habe: Als man im Rahmen einer Kranio-Konferenz Fragen an die Referenten stellen konnte, wollte ein Teilnehmer von Dr. Fulford wissen, was man tun könne, wenn ein Säugling nicht gestillt werden will. Dr. Fulford berichtete, dass man ihn just auf dem Weg zum Flughafen gebeten habe, an einem Krankenhaus anzuhalten, in dem ein solches Neugeborenes lag. Er beschrieb, wie er es behandelte und damit erreichte, dass es nach 15 Minuten die Brust der Mutter nahm. Nach einem ehrfürchtigen Schweigen, sagte der Fragende: „Und wie sollen wir Sterblichen behandeln?"

Viele Zahnärzte absolvierten ebenfalls unseren osteopathischen Post-Graduiertenkurs für kraniosakrale Manipulation und fanden die praktische Anwendung sehr nützlich bei der Behandlung von Kiefergelenks-Dysfunktionen, Fehlbiss, Gesichtsschmerzen und anderen Problemen, mit denen sie konfrontiert werden. Das Sakrum zu behandeln, macht einem Zahnarzt allerdings einige Probleme. Manche wagen sich heran, andere ziehen es vor, den Patienten an einen kompetenten Osteopathen weiterzuempfehlen. In Colorado hat das Appellationsgericht jedoch schon vor einigen Jahren entschieden, dass Zahnärzte mit kraniosakraler Ausbildung unter Berücksichtigung der einschlägigen Bestimmungen auch Behandlungen des Sakrum vornehmen dürfen. Ich wurde in dieser Angelegenheit als Gutachter herangezogen und begrüßte die Gerichtsentscheidung als einen wichtigen Meilenstein.

Das Upledger Institut in Florida hat jahrelang Physiotherapeuten in „Kraniosakraler Therapie" ausgebildet – und es war in der Tat nicht mehr als Therapie. Einige dieser Physiotherapeuten unterrichteten dann wahllos jedermann, der bereit war, die Einschreibgebühr zu bezahlen – ein schrecklicher Fehler, denn manche Leute können zwar die mechanische Seite der Kranialen Manipulation erlernen und einige von ihnen entwickeln auch ein Gefühl für das Gewebe, aber ohne den Hintergrund osteopathischer, medizinischer oder zahnärztlicher Ausbildung fehlt Ihnen das für derart delikate Behandlungen notwendige Verständnis für die vielfältigen Indikationen und Kontraindikationen, weshalb schon viele Patienten verletzt wurden.

Im nächsten Kapitel werden wir auch über zahlreiche Erkrankungszustände oder körperliche Schäden sprechen, bei denen kraniosakrale Behandlungen sehr hilfreich sind.

13 – Wie Osteopathie
zur Gesundheit beiträgt

Dr. Still war das, was man sich unter einem perfekten Hausarzt vorstellt. Er behandelte Krankheiten aller Art – wie Lungenentzündung, Windpocken, Cholera, Typhus, Keuchhusten, Augenprobleme, viele nicht identifizierbare Nervenleiden, aber auch Verstauchungen und Weichteilerkrankungen. Er besaß ein tiefes und umfassendes Verständnis von der Funktionsweise des Körpers, kannte jeden Knochen, jede Arterie und jeden Nerv, wusste, auf welche Problemzonen man als Osteopath achten musste, und auch, wie er die Probleme, die er fand, korrigieren konnte. Er predigte nicht etwa den völligen Verzicht auf Medikamente[21] und Chirurgie, wollte aber beides minimieren – zum einen, weil die zu jener Zeit von Ärzten verschriebenen Präparate oft äußerst giftig waren, mit entsprechenden Auswirkungen für die Patienten, und zum anderen, weil er sanftere, in vielen Fällen wesentlich effektivere Methoden gefunden hatte.

OMT, also die osteopathische manipulativen Techniken, umfasst, wie in Kapitel 11 schon angesprochen, eine große Vielfalt an Prozeduren, von äußerst behutsamen, indirekten Techniken bis hin zu sehr spezifischen und direkten Methoden. Und mir ist für diese Behandlungsmethoden eigentlich nur eine einzige Kontraindikation vorstellbar: der dank Schutzimpfungen heutzutage ohnehin kaum mehr auftretende Tetanus, bei dem schon eine leichte Stimulation heftigste Muskelverkrampfungen mit sich bringen kann. Sogar bei

---

[21] Anm. d. Hrsg.: Dies ist nur bedingt korrekt. Still war vielmehr ein vehementer Gegner jeglicher Verschreibung von Medikamenten. Lediglich die Anästhetika bei chirurgischen Eingriffen und Gegengifte tolerierte er weitestgehend.

Krebs rät Dr. William Kelley, der das von einem deutschen Arzt stammende Gerson-Krebsernährungsprogramm verfeinerte, die Patienten sorgfältig zu manipulieren, weil er erkannt hat, dass sich dies positiv auf das Immunsystem auswirkt.

Von den zahllosen Gesundheitsproblemen, bei denen OMT erwiesenermaßen hilft, möchte ich im Folgenden quasi beispielhaft nur einige aufzählen – und gleichzeitig nochmals betonen, dass gesunde Ernährung, von der ja schon in Abschnitt I die Rede war, die Selbstheilungskräfte des Körpers unterstützt und damit auch die Wirkung von OMT optimiert.

Erkrankungen der Atemwege

Einen der wohl eindrucksvollsten Beweise für die Wirksamkeit von OMT lieferte eine etwa zwei Jahre andauernde schreckliche Schweinegrippe-Epidemie, von der im Ersten Weltkrieg zunächst die spanische Armee, dann weitere militärische Verbände und schließlich auch Zivilbevölkerung betroffen war. Sie erzielte einen Rekord von weltweit zwischen 21 und 25 Millionen Erkrankungsfällen, was zu jener Zeit 1 % der Weltbevölkerung entsprach. Allein in den Vereinigten Staaten wurden 540.000 Menschen von ihr befallen. Beim Militär betrug die Sterblichkeitsrate 36 %. In Krankenhäusern lag die Todesrate zwischen 30 und 40 %, in New York City sogar bei 68 %. Die *American School of Osteopathy* schrieb an alle ihre ehemaligen Absolventen, die längst erfolgreich als Osteopathen praktizierten, und bat sie, über ihre die Behandlungsergebnisse während dieser Epidemie zu berichten. Die 2.445 DOs, die antworteten, hatten insgesamt 110.222 Fälle von Schweinegrippe betreut, wovon aber lediglich 0,25 % starben. Das etwa gleiche Ergebnis meldete das *Massachusetts Osteopathic Hospital,* ein 400-Betten-Krankenhaus. Wie kam es zu diesem enormen Unterschied im Vergleich zu herkömmlich Behandelten? Die schulmedizinische Behandlung bestand in der Verabreichung von Aspirin und Hustensaft. Letzterer löste zwar den Husten, das zur Fiebersenkung verabreichte Aspirin jedoch unterband schicksalhaft die natürliche Antwort des Körpers auf die Infektion. Hustensaft war auch Teil der Behandlung, welche die osteopathischen Ärzte ihren an Schweinegrippe erkrankten Patienten angedeihen ließen. Seine Wirkung wurde aber unterstützt von osteopathischer Manipulation in Form von Techniken wie dem Rippen-Lift, der die Atmung und die Zirkulation in der Brust verbessert, der Lymphatischen Pumpe, die Stauungen im Thoraxbereich reduziert und anderen das Immunsystem stärkenden Methoden.

Viele Ärzte behandeln durch Viren verursachte Erkältungen leider nach wie vor mit Hustensirup, Aspirin oder Paracetamol und geben zusätzlich noch Antibiotika – und das, obwohl inzwischen längst allgemein bekannt ist, dass Viren nicht auf Antibiotika reagieren. Antibiotika mögen sekundäre bakterielle Infektionen verhindern, aber sie stellen eine ärmliche Medizin dar. Weit besser wirkt eine Behandlung mit OMT und Vitamin C.

Lungenentzündung. Auch diese Erkrankung reagiert gut auf OMT.

Erkältung. Ein altes Sprichwort sagt: Wenn man zum Arzt geht, dauert sie 7 Tage, ansonsten eine Woche. Diese Zeit lässt sich aber durch OMT verkürzen, insbesondere dann, wenn zusätzlich eine kraniale Behandlung vorgenommen wird, um den venösen und lymphatischen Abfluss im Kopfbereich zu verbessern. Vitamin A und C sind hier ebenfalls sehr hilfreich. Ich empfehle meinen Patienten zudem, Milchprodukte wegen deren schleimerzeugender Tendenz zu meiden. Dies gilt übrigens bei allen Infektionen der Atmungsorgane.

Asthma reagiert sehr positiv auf OMT.

Nebenhöhlenentzündung. Sie wird mehr und mehr zum Problem, weil sich einerseits verstärkt virulente Bakterien entwickeln und andererseits viele Menschen aufgrund zu häufiger Verabreichung bereits resistent gegen Antibiotika sind. Entzündungen der Nebenhöhlen treten verstärkt in trockenem Klima auf, das den Feuchtigkeitshaushalt der Schleimhäute und damit auch deren Schutzwirkung stark beeinträchtigt. Eine recht anschauliche Beschreibung der Nebenhöhlen sowie deren Entzündungen und zugleich wertvolle Ratschläge, wie sich letztere durch entsprechend Änderung der Lebensgewohnheiten verhindern lassen, enthält das 1991 erschienene Buch *Sinus Survival* des Osteopathen Dr. Robert Ivker.

Einem gut ausgebildeten, erfahrenen Osteopathen helfen auch die Chapman-Reflexpunkte, um Nebenhöhlenentzündungen ohne Röntgenaufnahme zu diagnostizieren und erfolgreich zu behandeln. Kraniosakrale Behandlung als Teil der Osteopathie lässt sich sehr effektiv zur Verbesserung des Nebenhöhlenabflusses einsetzen, um Verstopfungen und Schmerzen zu lindern und durch optimierte Zirkulation das Immunsystem beim Überwinden der Infektion zu unterstützen. Wichtig ist auch hier gesunde Ernährung mit viel schleimhautaufbauendem Vitamin A, immunsystemstärkendem Vitamin C und genügend Flüssigkeitszufuhr, um die Schleimhäute feucht zu halten. Milchprodukte vermeiden!

Magen-Darm-Probleme

Auch sie sind ein weit verbreitetes Übel, für das es viele Gründe gibt – u. a. falsche Ernährung, Stress, unregelmäßige Darmentleerung, mangelnde Flüssigkeitszufuhr. Bei Verstopfung ist ein weiterer sehr wichtiger Faktor die Darmsteuerung durch das autonome Nervensystem. Stimulation des unteren Teils der beiderseits der Brustwirbelsäule verlaufenden Sympathikus-Kette verkrampft den Schließmuskel des Darms und hemmt die zur Entleerung des Dickdarms notwendige Muskeltätigkeit. OMT im unteren Brustbereich und eine sanfte Behandlung des Bauches in Richtung Unterleib können die Darmfunktion normalisieren. Unter Verstopfung leidenden Patienten gebe ich folgende Ratschläge:

Halten Sie sich an die Regel: Mindestens einmal täglich Stuhlgang.[22]

Achten Sie auf regelmäßige körperliche Bewegung.

Ballaststoffe in der Nahrung regen die Darmtätigkeit an.

Immer für ausreichende Flüssigkeitszufuhr sorgen.

Trauen Sie auch in Sachen Verdauung einem guten Osteopathen.

Bei Durchfall, dem anderen Extremen, ausgelöst durch Überaktivität des parasympathischen Anteils des autonomen Nervensystems im Beckenbereich, ist in dieser Region OMT sehr hilfreich. Häufige Ursachen für dieses Reizdarm-Syndrom sind unvernünftige Ernährung, ein Mangel an Nährstoffen – insbesondere an dem für die Darmschleimhaut wichtigen Vitamin A – und immer auch Probleme im Bereich der unteren Brustwirbelsäule, die den Sympathikus beeinflussen. Die damit verbundenen Chapman-Reflexpunkte, kleine Stellen im seitlichen oder vorderen Oberflächengewebe des Schenkels, nutzt der erfahrene Osteopath zu Diagnosezwecken und zum indirekten Behandeln des Problems.

Blähungen von Magen und Darm haben ihre Ursache häufig in der Ernährung. Oft fehlen auch natürliche Verdauungsenzyme. Durch osteopathische Behandlungen zur Normalisierung der Blut- und Nervenversorgung, eine Ernährungsumstellung sowie eine ergänzende Einnahme von Verdauungsenzymen bekommt man solche Probleme in der Regel rasch in den Griff.

Kardiologie

Jeder ist um sein Herz besorgt und sollte es auch sein. Ein arhythmischer oder unregelmäßiger Herzschlag ist meistens auf Störungen in der vegetativen Nervenversorgung des Herzens zurückzuführen. Ich bin in diesem Zusammenhang immer auf Probleme im oberen Brustbereich, speziell im Bereich des dritten Brustwirbels und den angrenzenden Rippen, gestoßen. Durch OMT lässt sich dieses Problem meist korrigieren, sollte es jedoch weiterhin

---

[22] Anm. d. Hrsg: Die Anfangsbuchstaben dieser Regeln ergeben das englische Wort habit, für Gewohnheit.

bestehen, müsste ein Kardiologe konsultiert werden. Das Gleiche gilt für Tachykardie oder Herzrasen. Bei Angina pectoris oder Brustschmerzen, bedingt durch beeinträchtigte Zirkulation zum Herzen, wirkt OMT gewöhnlich erleichternd oder kann in ernsteren Fällen eine Verringerung der Medikamenteneinnahme ermöglichen. Es gibt viele Beispiele für Schmerzen, verursacht durch eine Einschränkung im oberen Rippenbereich, die fälschlicherweise für Angina pectoris gehalten werden. Das EKG wird in solchen Fällen nichts zeigen, was oft verwirrt, aber OMT liefert die Antwort.

In schweren Fällen wie etwa bei kongestivem Herzversagen oder Herzinfarkt kann eine sanfte OMT, sogar in der Intensivstation, das Befinden des Patienten verbessern und medikamentöse sowie andere unterstützende Maßnahmen effektiver machen.

Hormonelle Störungen

Endokrine Drüsen sind Drüsen ohne Ausführungsgang, deren Wirkstoffe, die Hormone, durch Gewebsflüssigkeit verteilt werden. Es handelt sich hauptsächlich um die Hypophyse, die Schilddrüse, die Nebennierendrüsen, die Eierstöcke und die Hoden. Oft sind Störungen der Blut- und Nervenversorgung für Hormonprobleme verantwortlich. Sie können durch geeignete OMT behoben werden. Eine Schädelbehandlung ist dabei besonders wichtig, da die Hypophyse, die im Zentrum des Kranialen Mechanismus befindliche Hauptdrüse, alle anderen Hormondrüsen beeinflusst.

Chirurgie

Erfahrene Osteopathen sind in vielen Fällen, etwa bei Gallen-blasenerkrankungen, Magengeschwüren, Skalenussyndrom, Darm-problemen oder Bandscheibenvorfall, in der Lage, durch OMT eine so weit gehende Funktionsverbesserung zu erreichen, dass sich ein chirurgischer Eingriff erübrigt.

Ist eine Operation notwendig, wird sorgfältige OMT im Krankenhaus den Patienten in besserem Zustand erhalten, Komplikationen wie Darmverschluss (postoperative Lähmung des Dünndarms), postoperative Lungenentzündung, Blutgerinnsel, venöse und Lymphstauungen verhindern helfen und die Rekonvaleszenz beschleunigen. In den frühen 1970er Jahren von Edward Stiles, DO, FAAO, im Waterville Osteopathic Hospital, Maine, durchgeführte Studien haben ergeben, dass sich die Dauer des Krankenhausaufenthalts bei Patienten, die mit OMT behandelt wurden, wesentlich verkürzte: bei Gallenblasenentfernung um 7 %, bei Blinddarmentfernung um 40 %, bei unkomplizierter Gebärmutterentfernung um 12 %, bei komplizierter um 22 %. OMT bringt also große Vorteile für den Patienten und eine erhebliche Einsparung bei den Krankenhauskosten. Und noch ein kleines Beispiel: Während meiner einjährigen Assistenzarztzeit im *Rocky Mountain Osteopathic Hospital* nahmen ein Kollege und ich täglich bei allen Patienten der chirurgischen Abteilung den Rippen-Lift sowie Weichteilbehandlungen vor. Es trat kein einziger Fall postoperativer Lungenentzündung auf. Nach den letzten Zahlen, die ich sah, beträgt der nationale Durchschnitt der Sterblichkeit bei postoperativer Lungenentzündung 4 %.

Psychiatrie

Wie bereits in Abschnitt II, Kapitel 4 beschrieben, haben Osteopathen und Kraniosakral-Experten, etwa Arthur G. Hildreth oder John und Rachel Woods, in ihren eingehenden Studien äußerst aufschlussreiche Zusammenhänge zwischen körperlichen Dysfunktionen und geistigen Erkrankungen entdeckt. So stellten die Woods bei geistig kranken Menschen eine beachtliche Veränderung im Kraniosakralen Rhythmus fest: Diese sehr subtile, von geübten Expertenhänden aber palpierbare Bewegung im Schädelmechanismus, die sich synchron zu den Bewegungen des Gehirns und zum Fluktuationsrhythmus der Rückenmarkflüssigkeit vollzieht und im Normalfall aus 10 bis 12 Zyklen pro Minute besteht, reduziert sich bei schweren nervlichen oder geistigen Erkrankungen auf etwa 4 bis 5 Zyklen pro Minute. Die Studien der Woods zeigten aber auch, dass solche Fälle auf kraniale OMT reagieren.

Urologie

Viele Nieren- und Blasenprobleme entstehen aufgrund von Veränderungen der Blut- und Nervenversorgung dieser Organe und sind daher durch OMT positiv beeinflussbar. Sehr oft verursachen Rücken- und Beckenprobleme häufigen und starken Harndruck bei Erwachsenen und Bettnässen bei Kindern. Chapman- und viszerosomatische Reflexpunkte (siehe Kapitel 11) weisen den Osteopathen auf das Vorhandensein von Infektionen und ernsteren Problemen hin und erlauben ihm, bei der Diagnostik z. B. eindeutig zwischen Blinddarm- und Eierstockentzündung zu unterscheiden. Wie schon geschildert, hat die Behandlung dieser Reflexe durch einen entsprechend Geschulten oft erstaunliche Wirkung. Tiefer, hemmender Druck auf dem viszerosomatischen Reflex bei Nierensteinleiden etwa kann die enormen Schmerzen lindern und dazu beitragen, dass der Stein abgeht, falls er nicht schon zu groß ist.

Geburtshilfe und Gynäkologie

Es gibt wohl kaum einen Bereich in der Medizin, der von OMT mehr profitiert als Geburtshilfe und Gynäkologie. Frauen mit einer Dysfunktion an der Lendenwirbelsäule neigen sehr zu Rückenschmerzen und Gebärmutterverkrampfungen während der Menstruation. Viele von ihnen sind unfruchtbar, es sei denn, ihre Rückenprobleme werden durch OMT korrigiert. Bei Männern sind Rückenfehlfunktionen oft der Grund für Erektionsprobleme.

Regelmäßige OMT während der Schwangerschaft wird der Mutter gut tun, ihre Chancen, ein gesundes Neugeborenes auf die Welt zu bringen erhöhen sowie Wehen und Geburtsvorgang erleichtern. Osteopathen haben schmerzlose Geburten von Beginn an praktiziert. Nach der Geburt sind zwei Dinge sehr wichtig: Zuerst muss das Becken der Mutter untersucht werden. Während der letzten Schwangerschaftswochen vollziehen sich nämlich einige interessante Vorgänge: Die Plazenta, dieses spezielle Organ, das sich früh in der Schwangerschaft gebildet hat und über die Nabelschnur die Verbindung zwischen dem Blutkreislauf der Mutter und dem sich entwickelnden Embryo herstellt, sondert in dieser Phase eine spezielle Art des Östrogens ab, das die Beckenbänder der Mutter entspannt und so dazu beiträgt, den Geburtsvorgang zu erleichtern. Auch ein anderes, ebenfalls von der Plazenta abgesondertes Hormon, das Relaxin, hilft in dieser Hinsicht. Durch diese Entspannung sind aber die Beckenknochen der Gebärenden leicht verschiebbar und wenn sie während des Geburtsvorganges oder durch Bewegen der Mutter unmittelbar danach deplaziert werden, kann es, wenn sich die Bänder wieder verfestigen, zu Fehlstellungen kommen. Viele Frauen haben nach der Geburt ihres Kindes Rückenschmerzen, sodass es wichtig ist, bereits zu besagtem Zeitpunkt das Becken der Mutter zu untersuchen. Sodann ist es notwendig, den Kopf des Neugeborenen zu untersuchen, der zur Erleichterung des Geburtsvorgangs mitunter noch aus weichen, biegsamen Knorpeln und Membranen besteht, die sich erst im Verlauf von zwei, drei oder vier Wachstumsphasen zu den 22 Knochen des erwachsenen Schädels heranbilden und schließlich ein knöchernes Gesamtgefüge ergeben. Der erste Schrei des Neugeborenen, wenn es zur Welt kommt, ist sehr wichtig. Im Allgemeinen denkt man, dies geschehe lediglich, um die Lungen des Neugeborenen aufzublasen, was aber nur die halbe Wahrheit ist, da diese Aufgabe, wenn die Luftwege offen sind, auch der umgebende Luftdruck erledigen könnte. Der erste Schrei dient auch dazu, intrakranialen Druck zu erzeugen, der die kranialen Knochen nach außen presst, sodass sie sich normal entwickeln können. Ein geschwächtes Kind, das nicht schreit, hat bereits einen kranialen Schaden und wird noch mehr leiden, wenn das Problem nicht korrigiert wird. Die Kräfte, die diese Probleme verursachen, können zurückzuführen sein auf eine falsche Lage in der Gebärmutter, den Druck eines anderen sich entwickelnden Fötus, auf einen zu schnellen Geburtsvorgang, der kein graduelles Beugen des Neugeborenenkopfes erlaubt, auf einen überlangen Geburtsvorgang, der eine exzessive Verformung mit sich bringt, auf ein Trauma im Unterleib der Mutter oder schlimmstenfalls auf die Verwendung von Zangen oder bei Vakuumextraktion. Geburtszangen drücken, selbst wenn sie sorgfältig gehandhabt werden, den Kopf des Neugeborenen zusammen und die Vakuumextraktion zieht und verschiebt ihn. Diese Prozeduren sollten wirklich nur in äußersten Notfällen angewandt werden.

Eine der ernsteren Auswirkungen eines Geburtstraumas stellt die so genannte Zerebrale Lähmung dar. Vor etwa fünfzig Jahren kamen Geburtsstühle und Geburtszangen in Mode. Sie wurden oft in der Absicht eingesetzt, den Geburtsvorgang den Vorstellungen des Arztes anzupassen, anstatt der Natur ihren Lauf zu lassen. Vor dieser Zeit war die Wahrscheinlichkeit einer bei der Geburt verursachten Zerebralen Lähmung 1 : 10.000, danach stieg sie dramatisch auf 1 : 500. Die Schulmedizin benötigte beinahe 40 Jahre, um zu erkennen, dass durch diese Methoden Tausende Neugeborene verletzt wurden. Sogar beim Kaiserschnitt zeigen etwa 10 % der Neugeborenen Anzeichen eines kranialen Traumas, da die Gebärmutter ein starkes Muskelorgan darstellt und es erhebliche Kraft erfordert, das Neugeborene herauszuziehen. Durch eine genaue Untersuchung des Neugeborenenkopfes unmittelbar nach der Geburt und die Korrektur eventueller Deformationen mit Hilfe sanfter osteopathisch-kranialer Techniken lassen sich die meisten ernsten Konsequenzen von Geburtstraumata verhindern. Den Beweis dafür haben osteopathische Krankenhäuser durch ihren Nachsorge-Behandlungen erbracht.

Kinderheilkunde

In natürlicher Reihenfolge kommen wir von der Geburtshilfe zur Kinderheilkunde. Auch viele nicht immer sofort in Erscheinung tretende Probleme bei Kindern lassen sich auf Geburtstraumata zurückführen. Allzu oft sind sich Ärzte, sowohl Geburts- wie Kinderärzte, nicht der außerordentlichen Wichtigkeit des kraniosakralen Konzeptes bewusst. Wenn sie ein Problem erkennen, haben sie keine Lösung dafür und teilen den besorgten Eltern mit, ihr Kind werde schon noch aus dem Problem „herauswachsen." Manchmal geschieht dies ja tatsächlich – aufgrund der körpereigenen Selbstregulierungskräfte. In anderen Fällen jedoch heilt sich das Neugeborene nicht selbst, sondern trägt tragischerweise eine ständige Schädigung in Form von Zerebraler Lähmung, geistiger Behinderung, Aufmerksamkeitsdefizit, Hyperaktivität, Wahrnehmungsproblemen usw. davon. Dies ließe sich vermeiden. Sogar bei genetisch bedingten Schädigungen wie Zystischer Fibrose der Bauchspeicheldrüse lassen sich Bezüge zu signifikanten kranialen Problemen herstellen – woraus ersichtlich ist, dass kraniale Methoden dem betroffenen Kind einige Hilfe bringen können.

Eine der häufigsten, jedoch am wenigsten ernst genommenen körperlichen Störungen bei Kindern sind Koliken. Sie werden durch Kompression der Schädelbasis des Neugeborenen, so genannte kondyläre Kompression, verursacht. Das Okziput (Hinterhaupt), also der Hauptteil der Schädelbasis, sitzt auf dem ersten Halswirbel, dem Atlas, und zwar auf zwei kleinen, gelenkartig abgerundeten Höckern, den so genannten Kondylen, die wiederum in untertassenähnliche Mulden, die so genannten Facetten, auf dem Atlas passen. Der Atlas ist bei der Geburt schon voll ausgebildet, das aus vier Teilen bestehende Okziput aber kann durch Kompressionskraft verformt werden und beeinflusst dann den Vagusnerv, den größten Ausläufer des parasympathischen Nervensystems, der alle Organe in der Brust und im Unterleib versorgt. Eine der Vagus-Funktionen besteht in der Versorgung der Magenmuskeln, die den Mageninhalt in den Dünndarm transportieren. Überstimuliert verursacht der Vagus Verkrampfungen, die sehr schmerzhaft sein können. Kraniale Behandlung kann hier Erleichterung verschaffen.

Vor mehreren Jahren bekam die in Dänemark lebende Tochter eines Freundes ihr erstes Neugeborenes. Es hatte schreckliche Koliken und schrie Tag und Nacht. Ich sprach mit der jungen Mutter am Telefon und erklärte ihr, wie sie die Atlas-Fortsätze des Neugeborenen dekomprimieren soll. Innerhalb von 24 Stunden saugte das Neugeborene wieder und schlief friedlich ein. Die Beratung per Telefon ist sicherlich nur in Notfällen angebracht, zeigt aber, dass fast jeder instruiert werden kann, eine kraniosakrale Behandlung durchzuführen.

Auch Nahrungsrückfluss oder Erbrechen werden durch kondyläre Kompression verursacht. Je ärger sich das Neugeborene übergibt, umso ernster ist sein Schädeltrauma. Schwallerbrechen ist ein sehr kritisches Zeichen und sollte, sofern möglich, sofort osteopathisch-kranial behandelt werden.

Ein weiteres und häufig vorkommendes Problem ist der so genannte „angeborene Schiefhals", ein Problem des Bewegungs-apparates, das sich bei Erwachsenen in einer seitlichen Zwangs-neigung des Kopfes zeigt, verursacht durch einseitige starke Spannung und Kontraktion der Halsmuskulatur. Hier hat OMT unmittelbare positive Wirkung. Bei Kleinkindern, bei welchen die Ursache dieses Phänomens eher in einer Asymmetrie der Kondylen des Okziputs liegt und oft noch durch Verspannungen der Halsmuskulatur verstärkt wird, lassen sich mit einer kranialen Behandlung gute Erfolge erzielen.

Mittel- und Innenohrentzündungen haben in den letzten 20 Jahren um dramatische 200 % zugenommen. Mediziner schreiben dies teilweise der übertriebenen Einnahme von Antibiotika zu. Ein anderer Faktor ist, dass immer mehr arbeitende Mütter ihre Kinder in Kindertagesstätten geben, wo sie einer erhöhten Infektionsgefahr durch andere Kinder ausgesetzt sind. Eine Studie aus den Niederlanden zeigte, dass Kinder, die nicht wegen

Mittelohrentzündung behandelt wurden, ebenso schnell genasen wie jene, denen man Antibiotika verabreichte. Sie fanden auch heraus, dass wiederholt mit Antibiotika behandelte Kinder in der Schule Auffassungsprobleme hatten und solche, denen man bei einer Ohrinfektion Ohrröhrchen verpasste, häufig einen Teil ihres Hörvermögens einbüßten. Als Ergebnis dieser Studie ging in den Niederlanden der Antibiotika-Verbrauch zurück. In den Vereinigten Staaten verschreiben 98 % der Ärzte nach wie vor Antibiotika.

Über Zerebrale Lähmung als Folge eines Geburtstraumas haben wir beim Thema Geburtshilfe schon gesprochen. Schwere Fälle zeigen sich sofort und erfordern eine schnellstmögliche kraniale Behandlung. Es war einer der Träume von Dr. Sutherland, dem Entdecker der Kranialen Osteopathie, dass in jeder Entbindungsstation auch ein kranial arbeitender Osteopath tätig sein sollte. Dies würde die meisten Probleme und Handicaps, an denen Kinder leiden, rechtzeitig beseitigen. Denn je länger Zerebrale Lähmungen und andere schwere Geburtstraumata unbehandelt bleiben, umso weniger kann später getan werden. Im Alter von sechs Jahren wird der Schaden permanent und die kraniale OMT kann dann nur noch das Verhalten, die Befindlichkeit und den allgemeinen Gesundheitszustand des betroffenen Kindes positiv beeinflussen.

Bei Kinderkrankheiten fördert OMT, in Verbindung mit guter Ernährung, den Genesungsprozess und auch bei Bettnässern, die alle an Problemen im unteren Rückenbereich leiden und häufig an kranialen Störungen mit Auswirkung auf den Blasenentleerungsreflex, erzielt man damit beachtliche Verbesserungen.

Ein anderes, meist falsch interpretiertes pädiatrisches Problem: Verhaltensstörungen bei Kindern. Meiner Erfahrung nach haben solche Kinder immer auch Ernährungsdefizite und strukturelle Probleme. Ernährungsumstellung und OMT, insbesondere kraniale Behandlung, tut ihnen gut.

Kindliche Verhaltenstörungen waren übrigens auch einmal Thema eines Vortrages, den mein Vater auf einer von uns beiden besuchten Osteopathen-Tagung hielt. Ich war nach ihm dran und suchte immer noch verzweifelt einen passenden Einstieg für meine Rede, während er sprach. Kinder mit schlechtem Benehmen solle man nicht bestrafen, sondern behandeln, hörte ich ihn mehrmals betonen. Als dann die Reihe an mir war, trat ich ans Rednerpult und sagte einer plötzlichen Eingebung folgend: „Ich will meinem Vater zwar nicht widersprechen, aber er praktizierte nicht immer, was er predigt."

Zahnheilkunde

Unsere Zähne werden von der Stärke der im Schädelmechanismus stattfindenden Bewegung enorm beeinflusst. Eine zentrale Rolle spielen hier die von Dr. Sutherland als „Störenfriede im Kopf" bezeichneten Schläfenbeine (Os temporale), deren Bewegungsachse schräg und in etwa parallel zu den äußeren Gehörgängen verläuft. Verdrehungen oder Fehlstellungen der Schläfenbeine können verursacht werden durch ein direktes Kopf- oder Kiefertrauma, ein Schleudertrauma, stressbedingte Muskelverspannungen, gewohnheits- oder berufsbedingte Fehlhaltungen oder zahnärztliche Behandlungen. Sie äußern sich als Kopfschmerzen, Kiefergelenkserkrankung, Schwindelanfälle, Tinnitus, Fehlbiss, Niedergeschlagenheit, Gesichtsschmerzen und Sehprobleme. Bei signifikanten Gebissproblemen ist es extrem wichtig, dass Zahnarzt und Osteopath konstruktiv zusammenarbeiten. Bedauerlicherweise ist noch zu wenigen Zahnärzten bekannt, dass es sich beim Schädel um ein bewegliches System handelt, und sie verursachen bei ihren Patienten durch wohlmeinende, aber falsche Behandlung oft gravierende Schäden an diesem System sowie am eingeschlossenen Nervensystem. Allerdings haben mittlerweile auch viele Zahnärzte unsere Post-Graduierten-Ausbildung in Kranialer Behandlung absolviert.

Verletzungen des Bewegungsapparates

Wie Sie aus den vorhergehenden Seiten ersehen konnten, wirken Manipulationstechniken bei allen körperlichen Einschränkungen und werden nicht nur, wie manche Leute denken, bei Problemen des Bewegungsapparates angewandt. Freilich stellen sie auch hier eine sehr effektive Behandlungsmethode dar. Probleme des Bewegungsapparates betreffen sämtliche Berufs-, Amateur- und Wochenendsportler, Gärtner, Unfallopfer usw. Einer der erfolgreichsten Basketballtrainer aller Zeiten, Forest „Phog" Allen, Trainer der *Kansas University*, war Osteopath und behandelte seine eigenen Spieler. Sein Buch *„My Basketball Bible"* beschreibt seine Trainerphilosophie, seine Trainings- und Behandlungsmethoden. Viele Profi-Mannschaften und Tausende von kleinen Ligen, Schul- und College-Teams in den USA werden von osteopathischen Mannschaftsärzten betreut. Auch unser olympisches Betreuungsteam schließt einen DO ein.

Einer der Vorteile osteopathischer Manipulation ist die große Vielfalt an Techniken für jedes spezielle Problem. Frische Verletzungen müssen sehr schonend behandelt werden, um Schwellungen zu reduzieren, die Zirkulation zu verbessern und Schmerzen zu vermindern. Ältere chronische Probleme erfordern kräftigere Behandlungen, um die Funktionen zu verbessern.

Viele Menschen leiden an Bandscheibenschäden oder an einem Bandscheibenvorfall. Röntgenaufnahmen oder Kernspin mögen zwar das Bandscheibenproblem aufdecken, zeigen aber nicht die eingeschränkte Bewegung der angrenzenden Rückenwirbel, die den übermäßigen Druck auf die Bandscheibe ausüben und das Problem verursachen. Wird die Rückenwirbelbewegung korrigiert und damit der Druck auf die Bandscheiben weggenommen, setzt oft der Heilungsprozess ein. Weniger als 5 % der Fälle benötigen dann noch eine Operation.

Viele Fälle, für die Krankenkassen-Leistungen in Anspruch genommen werden, betreffen Verletzungen am Bewegungsapparat. Im Jahre 1996 beauftragte deshalb die Regierung von Colorado ein Wirtschaftsprüfungsunternehmen mit einer versicherung sstatistischen Analyse. Untersucht wurden dabei sechs der am meisten konsultierten medizinischen Spezialisten. Hinsichtlich der Kosten, die diese pro Patient verursachten, zeigte sich folgendes Ungleichgewicht: Osteopath $ 953, nicht operierende MDs $ 1.304, Chirurgen MDs $ 2.086, Orthopäden $ 1.118, Psychologen $ 1.607 und Chiropraktiker $ 3.588. In etwa dasselbe Verhältnis ergab sich bei ähnlichen Untersuchungen in anderen US-Staaten.

Osteopathische Ärzte sind besonders bei Problemen des Bewegungsapparates ganz klar im Vorteil, weil sie umfassend in Diagnostik und Behandlung des Bewegungsapparates ausgebildet sind und sich „einfühlen" können in das, was ihnen der Körper sagt. Wenn nötig, können sie Medikamente verschreiben, die gegen die Symptome wirken, während sie die Ursachen behandeln.

Sehnenscheidenentzündungen

Wir haben in den letzten Jahren viel über diesen Zustand gehört. Betroffen sind Personen wie Computer-Anwender, Fließbandarbeiter usw., die in ihrem beruflichen Alltag gezwungen sind, über lange Zeit in unveränderter Position immer die gleichen Handbewegungen durchzuführen und deshalb Entzündungen in den Sehnen und Bändern im Bereich des Handgelenks bekommen. Ich würde diese Auswirkungen lieber „Starre-Position-Syndrom" nennen. Durch langes Verharren in der gleichen Körperstellung entstehen im oberen Rückenbereich und im Nacken Verspannungen, welche die Blut- und Nervenversorgung zu den Händen und Armen behindern, was Entzündungen begünstigt. In vielen dieser Fälle liegt auch ein Ernährungsdefizit vor. Sie reagieren gut auf eine Vitamintherapie, Wärmebehandlungen und OMT.

Zwei damit verwandte Phänomene sind das Karpaltunnelsyndrom und das Skalenus-Syndrom. In beiden Fällen, speziell aber beim Skalenus-Syndrom, hat man Probleme im oberen Rücken sowie an der Basis des Nackens, von dem die Blut- und Nervenversorgung für Arme und Hände ausgeht. Beide Syndrome resultieren meist aus Traumata irgendwelcher Art. Vielen Menschen mit Karpaltunnelverletzungen hat die Wucht eines Sturzes nicht nur das Handgelenk gezerrt, sondern auch den zervikothorakalen Bereich, wodurch die Blut- und Nervenversorgung beeinträchtigt wird, was sich wiederum auf das Handgelenk auswirkt.

Die C-förmigen Handwurzelknochen, die Basis der Hand, werden durch diagonale Karpalbänder so überbrückt, dass sie einen Tunnel bilden. Durch diesen Tunnel verlaufen die Sehnen der Unterarmmuskeln, die Hand und Finger beugen. Im Tunnel befindet sich auch der Mittelhandnerv, einer der drei Hauptnerven, die Arm und Hand versorgen. Er ist verantwortlich für die Empfindung in der Handfläche, in der Oberfläche des Daumens, im Zeige- und Mittelfinger und in der Hälfte des Ringfingers. Druck auf diesen Nerv verursacht Schmerz, Brennen oder Taubheit in den eben beschriebenen Bereichen. In ernsteren Fällen lassen sich Daumen und kleiner Finger nicht mehr zusammenführen. Schmerz oberhalb des Handgelenks kommt vom Nervenansatz an der zervikothorakalen Verbindung. Benjamin M. Sucher, DO, hat anhand von Kernspin-Bildern demonstriert, dass Karpaltunnelsyndrome, die auf konservative Behandlung nicht reagierten, auf OMT ansprachen. Die nach einem myofaszialen (also Muskeln und umgebendes Bindegewebe betreffenden) Stretching aufgenommenen Bilder zeigten klar eine erfolgreiche Erweiterung des geschädigten Karpaltunnels. Meistens ist dann keine Operation mehr erforderlich.

Das Skalenus-Syndrom ist ein spezifisches, oft infolge eines Traumas auftretendes Problem im zervikothorakalen Bereich. Fällt man zum Beispiel auf die Schulter, wird dieser Bereich gezerrt. Auch wenn man beim Stürzen ein Geländer erfasst, geschieht aufgrund eines Schleudertraumas oft dasselbe. Schmerz oder Taubheit werden dann im gesamten Arm, nicht nur in der Hand auftreten und meist den Ellennerv beeinflussen, der dann die gleichen Symptome im kleinen Finger oder in der Hälfte des Ringfingers hervorruft. Bei der in solchen Fällen üblichen klassischen Behandlung wird die erste Rippe entfernt, da die Blut- und Nervenversorgung von der Nackenbasis über die erste Rippe und unter das Schlüsselbein verläuft. Dieser Eingriff löst nicht immer das Problem, anschließendes OMT zeigt jedoch positive Wirkung.

Patienten mit Verletzungen oder Problemen im Zervikothorakal-Bereich benötigen zusätzlich zu OMT eine Dehnung in eben diesem Bereich. Sehr hilfreich ist in solchen Fällen eine Übung, die ich bereits in Abschnitt I, Kapitel 2 beschrieben habe und hier nochmals anführe: Mehrmals am Tag die nach hinten gestreckten Arme mit gebeugten Ellbogen in Schulterhöhe heben, zehn- bis zwölfmal tief atmen und dann den Kopf vorsichtig im und gegen den Uhrzeigersinn kreisen lassen. Das tut auch Menschen gut, die den ganzen Tag in sitzender Position tätig sind. Gute Medizin kann oft sehr einfach und kostenlos sein.

Präventiv-Medizin

Dieser Ausdruck – heute in aller Munde – wird oft verwendet, wenn man ein Medikament in der Hoffnung verabreicht, einer bestimmten Krankheit vorzubeugen. Er vermittelt aber ein falsches Gefühl von Sicherheit. Ein Medikament mag zwar einer gewissen Krankheit vorbeugen, wird aber ziemlich sicher andere Probleme verursachen. Statt Krankheiten zu „verhindern" stellt aus osteopathischer Sicht die Gesundheitsförderung den logischeren und besseren Ansatz dar. Denn wie lautet eine der Kernaussagen von Dr. Still? „Die Aufgabe des Osteopathen ist es, Gesundheit zu finden. Krankheit kann jeder finden." Das *Kirksville College of Osteopathic Medicine* ist in dieser Hinsicht vorbildlich, indem es für seine Beschäftigten, für ehemalige Absolventen sowie für Patienten ein Wellness-Programm bietet.

Tun auch Sie, lieber Leser, aktiv etwas für den Erhalt Ihrer Gesundheit, indem Sie die Vorschläge in Abschnitt I befolgen und sich zudem regelmäßig eine osteopathische Behandlung gönnen.

Ein solches periodisches „Aufpolieren" ist die beste Methode, mit Belastungen fertig zu werden und den Körper funktionstüchtig und in gesunder Harmonie zu halten.

Der Kopf

„Last but not least." Nach diesem Motto habe ich den wichtigsten Bereich an den Schluss gestellt. Der bedeutendste Beitrag zur Erhaltung bzw. Wiederherstellung der Gesundheit seit dem von Dr. Still entwickelten osteopathischen Konzept ist zweifellos das auf der Stillschen Philosophie basierende kraniale Konzept von Dr. Sutherland. Es hat für viele Leidende, die davor nicht effektiv behandelt werden konnten, neue Hoffnung und Erleichterung gebracht.

Dass kraniale Behandlungen beispielsweise bei Geburten, in der Kinderheilkunde und in der Psychiatrie hilfreich sind, habe ich schon erwähnt. Lassen Sie uns nun noch auf einige andere wichtige Bereiche eingehen, bei denen man mit diesen sanften Methoden große Erfolge erzielen kann.

Das häufigste Problem, über das Patienten klagen, sind Kopfschmerzen. Die *International Headache Society* listet 178 Arten von Kopfschmerz auf, als letzten in der Liste den „nicht klassifizierbaren". Im Grunde gibt es vier Mechanismen, die Kopfschmerzen hervorrufen. Einer davon, der hier nicht in Betracht kommt, ist jener durch einen Tumor, einem Aneurysma oder einer Gehirnblutung verursachte Druck. Häufig weisen Krankheitsgeschichte und Symptome eines Patienten auf solche Entwicklungen hin, die aber dann meist nur durch ein Szintigramm oder Kernspin bestätigt werden können. Die drei grundlegenden *physiologischen* Mechanismen, die Kopfschmerzen hervorrufen können, sind Irritation der Empfindungs- und Sinnesnerven, Stauungen an schmerzempfindlichen Strukturen oder Spannungen an bzw. in ihnen. Sehr oft liegt auch eine Kombination dieser drei Faktoren vor. Eine Irritation der Nerven kann aus einer

Bewegungseinschränkung im oberen Nacken herrühren, was die Nervenversorgung der gesamten Kopfhaut hinter den Ohren beeinflusst. Das Problem mag aber auch im Kranialen Mechanismus liegen, mit Auswirkungen auf die Hirnnerven innerhalb des Kopfes, primär auf den Trigeminus, der für die Nervenversorgung des Gesichts und des gesamten Schädelinnenbereichs zuständig ist. Der zweite Grund, eine Stauung, kann durch starke Verspannung im Nacken verursacht sein, die den Abfluss venösen Blutes vom Kopf blockiert. Wird durch diese Blockade die Zirkulation schwächer, muss das Herz stärker pumpen, um das Blut zum Gehirn zu befördern. Auch wenn Arterien, wie dies bei Migräne der Fall ist, sich zu stark erweitern, führt dies zu Stauung und Druck, der extrem schmerzvoll und schwächend sein kann. Der dritte Faktor sind Spannungszustände an schmerzempfindlichen Strukturen im Kopfinneren. Wenn die kranialen Knochen unter zu starker Spannung stehen, können die Hirnhäute und die Hauptarterien, beides schmerzempfindliche Strukturen, ebenfalls unter Spannung geraten, was wiederum Schmerzen verursacht. Das sind wie gesagt die drei Hauptursachen für viele Kopfschmerzarten. Die spezifischste und effektivste Behandlung solcher Probleme ist die kraniale Manipulation. Nach notwendigen chirurgischen Eingriffen, wie zum Beispiel einer Tumorentfernung, unterstützt sanfte kraniale Behandlung die Wiedergenesung des Patienten.

Ein ebenfalls weit verbreitetes, häufig mit Kopfschmerzen einhergehendes Problem ist der so genannte Tinnitus. Die Betroffenen hören ein ständiges Läuten, Zischen oder Sausen. Ursache kann eine Verdrehung der Schläfenbeine sein, die sich auf den Hörnerv auswirkt. Kraniale Behandlung ist in solchen Fällen sehr effektiv.

Schwindelgefühl oder Benommenheit: Ärzte, denen die im Schädel stattfindenden Bewegungen unbekannt sind, führen Schwindel auf Vireninfektionen zurück oder aber auf eine Flüssigkeitsansammlung im Innenohr, die zwar durchaus Teil einer kranialen Dysfunktion sein kann, selbst jedoch ebenfalls auf eine Fehlstellung des Schläfenbeins zurückgehen könnte. Diese Fehlstellung verändert das Verhältnis der im Schläfenbein befindlichen Bogengänge und beeinflusst so die in ihnen liegenden Gleichgewichtsorgane. Sie kann sich zudem auf die Gelenkpfanne, in die sich der Unterkiefer einfügt, auswirken und dann zu Kiefergelenkproblemen führen.

Manchmal wird Schwindel als Morbus Menière diagnostiziert, aber diese Krankheit ist in Wirklichkeit ein viel ernsteres Symptom, schließt Tinnitus und Übelkeit mit ein und kann, wenn nicht behandelt, eventuell zu Taubheit führen. Die Ursache ist möglicherweise eine schwere Verdrehung oder Verrenkung des Schläfenbeines, welche die Gleichgewichtsorgane, den Hörnerv, die Kiefergelenke und das Brechreiz-Zentrum im Stammhirn beeinflusst. Alle diese Probleme reagieren gut auf kraniale Behandlungen, erfordern aber aufgrund ihrer Schwere eine längere Behandlungszeit.

Bei einem Schleudertrauma, in dessen Folge oft Kopfschmerz, Schwindelgefühl, Tinnitus und Kiefergelenk-Dysfunktionen auftreten, gibt es keine wirksamere Hilfe als kraniale Behandlung.

Abhilfe oder zumindest Erleichterung schafft eine fachmännisch vorgenommene kraniale Behandlung auch bei vielen Augenproblemen – zum Beispiel bei frühkindlichem Schielen, verursacht durch Beeinträchtigungen der sieben die Augenhöhle bildenden Knochen und/oder der sechs kleinen Muskeln, welche die Augenbewegung kontrollieren. Je früher hier die Behandlung beginnt, desto besser. Dies gilt auch für Nystagmus oder Augenzittern. Dem bei älteren Menschen auftretenden grauen Star lässt sich mit kranialer Behandlung, verbesserter Ernährung und zusätzlicher Zuführung von Vitamin A begegnen.

Die allen Drüsen übergeordnete und alle anderen endokrinen Drüsen beeinflussende Hypophyse, sitzt in der Mitte der Schädelbasis und kann deshalb durch kraniale Dysfunktion wiederum in ihrer Funktion gestört werden. Logischerweise lässt sich also bei Ungleichgewichten im endokrinen System mit einer guten Kranialbehandlung etwas ausrichten.

Inneren Kopfverletzungen widmet die moderne Medizin große Aufmerksamkeit. Derartige Verletzungen können Kopf-schmerzen, Benommenheit, Tinnitus, Brechreiz, Sehprobleme,

Gedächtnisverlust, Orientierungslosigkeit, Müdigkeit und andere Symptome auslösen. In ernsteren Fällen gilt es, eine subdurale Blutung, die auch noch 3 Wochen nach der Verletzung eintreten kann, zu verhindern. Durch innere Kopfverletzungen verursachte Dauerschäden können sich in Veränderungen der Wahrnehmung niederschlagen oder in Denkstörungen. Solche Probleme werden heute besser erkannt, wozu auch entsprechende psychologische Tests und Messungen beitragen. Viele Ärzte, einschließlich Neurologen, und Versicherungsgesellschaften verstehen jedoch die Ursachen nicht wirklich. Der Kraniale Mechanismus könnte hier eine Erklärung liefern. Das Fortbestehen der mentalen Störungen ist auf Quetschung dieses Mechanismus zum Zeitpunkt des Unfalls zurückzuführen. Kraniale Behandlung ist eine hervorragende Möglichkeit, an solche Probleme heranzugehen. Bei Lähmungen infolge von Kopf- und Rückenmarksverletzungen kann kraniale Behandlung in Einzelfällen Erleichterung verschaffen.

14 – Ratschläge

Auf den ersten Blick mag es unlogisch erscheinen, dass ich dieses Kapitel hier und nicht in Abschnitt I bringe, wo von gesundheitsfördernder Lebenstrukturierung die Rede ist. Um jedoch dem Leser verständlicher zu machen, wie wichtig natürliche und bewahrende Methoden der Gesundheitsvorsorge sind, und ihn für wirklich gute Ratschläge zu sensibilisieren, war es meines Erachtens notwendig, ihm zunächst einen Einblick in die strukturellen und funktionellen Zusammenhänge des menschlichen Körpers, in dessen Selbstheilungskräfte und in die Möglichkeiten osteopathischer Behandlungen zu geben.

Was genau ist nun ein Ratschlag? Webster's Dictionary definiert ihn als „eine Empfehlung hinsichtlich einer Entscheidung oder eines Verhaltens". Wie aber soll der Beratene wissen, ob die Empfehlung falsch oder richtig ist? Falscher Rat kann in Geldangelegenheiten zu einem finanziellen Fiasko führen, in Sachen Gesundheit aber noch viel Schlimmeres verursachen. Gerade wenn es um unsere Gesundheit geht, sollten wir also darauf achten, von wem wir einen Ratschlag annehmen. Ihre Verwandten, Ihr Frisör oder der Barkeeper mögen es gut meinen, sind aber oft nicht ausreichend informiert. Wichtig ist auch: Kommt der Rat von einer speziellen Interessengruppe? Liegt es im finanziellen Interesse des Ratgebers, dass Sie seine Empfehlung befolgen? Im Bezug auf Ratschläge sollten Sie immer Ihren gesunden Menschenverstand und Ihre Lebenserfahrung nutzen.

Lassen Sie uns mit Ernährung beginnen. Die übliche Empfehlung lautet: „Ernähren Sie sich ausgewogen." So einen allgemeinen Rat kann nur jemand geben, der wenig Ahnung von richtiger Ernährung hat. Denn: Was heißt „ausgewogen"? In der Regel ist damit wohl gemeint, dass man mit seiner Nahrung Fett, Kohlenhydrate und Proteine zu sich zu nehmen sollte. Wenn Sie jedoch einen spezifischen Mangel an Vitaminen oder Mineralstoffen haben, wird Ihr Problem damit allein nicht gelöst. Sie benötigen möglicherweise eine zusätzliche Zufuhr spezifischer Faktoren. Viele Diätspezialisten beziehen sich ausschließlich auf diese „ausgewogene Ernährung". Ein kompetenter Ernährungsfachmann ist da eine viel verlässlichere Informationsquelle. Wie schon gesagt erhält man auch von vielen Ärzten unzureichende oder falsche Informationen. In Ihrem Reformhaus bekommen sie oft viel vernünftigere Auskünfte. Wenn Sie allerdings spezifische Gesundheitsprobleme haben, sollten Sie auch in Sachen Ernährung den Rat eines ganzheitlich denkenden Arztes einholen.

Zu den schlechtesten Ratgebern gehören in den USA die Regierungsstellen. Das Landwirtschaftsministerium z. B. gibt nur hin und wieder gute Informationen heraus und liegt allzu oft völlig daneben. Die gleichen Informationsdefizite weisen auch die Behörden auf, die eigentlich für Gesundheitsfragen zuständig sind. Meist entspringt ihr Rat traditioneller medizinischer Denkweise, die auf medikamentöser Therapie beharrt.

Eine kürzlich durchgeführte Untersuchung der *World Health Organisation* über den Gesundheitszustand in 141 entwickelten Ländern der Welt erbrachte, dass die Vereinigten Staaten nur an 37. Stelle liegen, obgleich wir von allen Ländern am meisten für die Gesundheit ausgeben.

Die US-Regierung und viele Ärzte warnen vor der Einnahme von Vitaminen, obwohl negative Reaktionen sehr selten vorkommen. Vor einigen Jahren starben zum Beispiel einige Kinder an der Einnahme von Nahrungsergänzungsmitteln. Es zeigte sich, dass diese Mittel Eisensulfat enthielten, ein anorganisches Eisenpräparat, das giftig ist und Vitamin E zerstört. Nachdem dies erkannt worden war, gab es keine weiteren Fälle mehr. Natürliche Ergänzungsmittel enthalten Eisen in organischer und damit ungiftiger Form. Dennoch kann es bei der Einnahme in seltenen Hämosiderose-Fällen zu übermäßigen Eisenablagerungen im Gewebe kommen.

Für Menschen, die auf Vitaminpräparate allergisch reagieren, gibt es antiallergische Präparate. Um den Magen nicht zu belasten, sollten Nahrungsergänzungsmittel generell mit den Mahlzeiten eingenommen werden, denn das ist auch der Zeitpunkt, zu dem der Stoffwechsel Vitamine und Mineralien benötigt. Vermeiden Sie unverträgliche Nahrungsmittel, um die Wirksamkeit von Vitaminen nicht zu beeinträchtigen.

In den USA reguliert die *Food and Drug Administration* (FDA), eine mächtige, traditionell denkende Behörde, den Markt für Medikamente und gesundheitsbezogenen Produkte. Natürlich ist es wichtig, zu verhindern, dass offensichtlich schädliche Produkte auf den Markt kommen, besteht doch die Hauptaufgabe der FDA darin, neue, von der pharmazeutischen Industrie entwickelte Produkte zu prüfen und zuzulassen. In der von der *Physicians Desk Reference* veröffentlichten Liste aller verschreibungspflichtig en Medikamente findet man kaum eine Seite, auf der nicht auch Todesfälle beschrieben werden. Wenn in den USA ein Medikament zu 60 bis 70 % als positiv, zu 10 bis 15 % als negativ und nur zu 1 bis 2 % als tödlich wirkend eingestuft wird, so zählt es bereits zu den guten Medikamenten. Ich weise nochmals darauf hin, dass in den Vereinigten Staaten über 160.000 Menschen pro Jahr an den Nebenwirkungen von Medikamenten sterben.

Wie sehr die FDA die pharmazeutische Industrie begünstigt, zeigt ein Beispiel, das Dr. Robert Atkins in seinem Buch *Health Revelation* aufführte: Die FDA verbot die Einführung roter Hefe aus China, die Cholestin enthält, ein Mittel zur Senkung des LDL oder „schlechten" Cholesterins. Cholestin kostet $ 20 bis $ 30 monatlich, Medikamente mit dem gleichen Senkungseffekt, allerdings mit Nebenwirkungen, $ 120 bis $ 300 pro Monat. Dieses Verbot wurde schließlich durch ein Gericht wieder aufgehoben.

Wie schon gesagt: Die pharmazeutische Industrie ist reich und mächtig – dank traditioneller medizinischer Philosophie, wonach gegen jedes Symptom bei Mensch und Tier Pillen und Spritzen eingesetzt werden sollten. Dies wird durch massive Werbekampagnen unterstützt, die empfehlen, bei jeder kleinen

Unpässlichkeit ein Medikament zu nehmen, was natürlich kein guter Rat ist. Wenn dann Nebenwirkungen auftreten, wird eine andere Pille verordnet, um sie zu beseitigen. Ich begegne immer wieder Patienten, die acht, neun oder mehr Medikamente gleichzeitig einnehmen. Die Liste der „iatrogenen", das heißt durch den Arzt verursachten Krankheiten wächst ständig. Jährlich werden Unsummen zur Erforschung neuer Medikamente und für deren Tests aufgewendet – was nach Aussagen der Pharmafirmen der Grund für die hohen Medikamentenpreise ist. Die Pharmaindustrie investiert aber auch riesige Beträge in Werbung aller Art, in absatzfördernde Geschenke und in kostspielige Veranstaltungen. Und wer trägt wirklich alle diese Kosten? Sie und die Versicherungsgesellschaften, die für die Verschreibungen bezahlen. In Amerika dürfen pharmazeutische Firmen für die „heilende Wirkung" ihrer Produkte werben, Hersteller von Nahrungsergänzungsmitteln nicht. Macht das Sinn?

Einige Pharmaunternehmen vermarkten auch Vitamine. Chemikern ist es gelungen, einige Vitamine künstlich so herzustellen, wie sie in Naturprodukten vorkommen. Aber der signifikante Unterschied liegt in der Vollständigkeit des Produkts: Der typische pharmazeutische B-Komplex enthält vier oder fünf synthetische B-Vitamine, das Naturprodukt umfasst dagegen elf Komponenten. Wenn beide Lieferanten Ihnen ihr Produkt empfehlen, für welches würden Sie sich entscheiden? Einige Ernährungsexperten sagen, wenn Sie nur einige der B-Vitamine zu sich nehmen, während gleichzeitig ein Mangel an anderen besteht, wird dieser Mangel sogar noch verstärkt. Dasselbe gilt für Vitamin C: Das Apothekenprodukt enthält nur Ascorbinsäure, während das Naturprodukt darüber hinaus Hesperidin, Bioflavonoide und Rutin enthält, die Ihr Körper aber auch braucht. Welchem Rat werden Sie folgen?

Unbestritten sind einige Arzneien sehr hilfreich und retten manchmal auch Leben. Leider kosten sie aber auch oft Leben. Sie bekämpfen – Bezeichnungen wie Anti-Biotika, Anti-Depressiva sagen es schon – in der Regel nur Symptome. Heilung bleibt dem Körper und seinen verschiedenen Abwehrmechanismen überlassen.

Warum dann nicht gleich den natürlichen Weg gehen und den körpereigenen Abwehrmechanismus an die erste Stelle setzen? Nicht ohne Grund gewinnen Nahrungsergänzungsmittel, Kräuter, Osteopathie und Naturheilkunde, Akupunktur und viel andere „alternative" Methoden an Popularität.

Aber die falschen Ratgeber scheinen immer noch in der Überzahl zu sein. Besonders schlimm finde ich die von angeblichen Experten erteilten Gesundheits- und Ernährungs-Tipps in den typischen Ratgeber-Rubriken vieler Zeitschriften. Sie orientieren sich meistens an traditioneller Medizin. Ein Beispiel ist die Empfehlung von Aspirin gegen Fieber. Fieber ist aber, wie ich schon anderer Stelle erklärt habe, die natürliche Antwort des Körpers auf eine Infektion. Man sollte es daher nicht unterdrücken – es sei denn, es steigt zu hoch (40° bei Kindern und 39° bei Erwachsenen). Bei einer Infektion ohne Fieber ist ein heißes Bad zu empfehlen, das die Körpertemperatur anhebt und damit der Natur hilft, die Infektion zu beseitigen. Der „Gesundheitsratgeber" einer Zeitschrift propagierte Aspirin sogar als Vorbeugung gegen Dickdarmkrebs. Ich plädiere stattdessen für eine geeignete Ernährung, die, wie sich gezeigt hat, das Risiko von Di ckdarmkrebserkrankungen deutlich reduzieren kann. Aspirin wird auch häufig zur Vermeidung von Herzattacken empfohlen. Lassen Sie es mich nochmals sagen: Geeignete Ernährung kann alle Formen von Herzerkrankungen enorm reduzieren. Über 5.000 Menschen sterben jährlich in den USA an der Einnahme von Aspirin. Ist es da sinnvoll, von Prävention zu sprechen?

Depression – ein weiteres häufiges Thema in Zeitschriften. Die typische Antwort: „Nehmen Sie Antidepressiva". Alle diese Mittel führen aber eine lange Liste von Nebenwirkungen auf. Mein Rat: Hilfreich sind in den meisten Fällen ein Vitamin-B-Komplex, der das Nervensystem unterstützt, Johanniskraut, das in natürlicher Form antidepressiv wirkt, und osteopathische, speziell kraniale Behandlung, welche die Funktionen des Gehirns und des Nervensystems verbessert.

Eine Zeitschriftenleserin beklagte sich, ihr Arzt habe ihr Muskelentspannungsmittel gegen akute Schmerzen im unteren

Rücken verschrieben, die selbst nach mehreren Wochen keine Besserung gebracht hätten – wenige Behandlungen eines Chiropraktikers dagegen sofort. Warum also nicht gleich zum Chiropraktiker, war ihre Frage. Die Antwort des medizinischen Ratgebers: Viele Ärzte wüssten nichts von den Vorteilen spinaler Manipulation, obgleich diese Art der Behandlung bei Verletzungen der Weichteile sehr günstig wirke und deshalb als Option zu empfehlen sei, sofern man ernsthafte Schmerzursachen ausschließen könne. Auch aus dieser Antwort ergibt sich, dass die Wahl eines osteopathischen Arztes, der Manipulation praktiziert, die beste Alternative gewesen wäre. Denn seit D. D. Palmer haben Chiropraktiker ihr Wissen zwar sicher sehr erweitert, sie verfügen aber über keine ausreichende medizinische Ausbildung und sind deshalb in manchen Fällen nicht in der Lage, die zugrundeliegenden medizinischen Probleme zu erkennen, bei denen Einrenkungen kontraindiziert sind. Es ist schon vorgekommen, dass unzureichend ausgebildete Chiropraktiker Krebs und andere schwere Krankheiten behandelten – mit schlimmen Konsequenzen. Im Gegensatz dazu – ich kann nicht oft genug darauf hinweisen – absolvieren osteopathische Ärzte in den USA eine komplette medizinische Ausbildung und zusätzlich eine vollständige praktische Schulung in Manipulation. Ihr fundiertes, weitreichendes Fachwissen ermöglicht es ihnen, auch in schwierigen Fällen eine Diagnose zu stellen und nicht nur „Weichteil-Verletzungen" effektiv zu behandeln. Schulmediziner erhalten auf ihrer Universität kein Training in Manipulation, viele von ihnen machen aber hinterher entsprechende Kurse in so genannter „manueller Medizin". Dieses Defizit erkennend befasst sich die *American Medical Association* mit der Möglichkeit, Manipulation oder „manuelle Medizin" in die Lehrpläne medizinischer Ausbildungsstätten aufzunehmen. Wachsendes Bewusstsein für die Bedeutung des Bewegungsapparates als Quelle zahlreicher körperlicher Beschwerden veranlasst immer mehr Ärzte, ihre Patienten an Physiotherapeuten und auch an Chiropraktiker zu überweisen. Nicht viele empfehlen, wie es Andrew Weil tut, den osteopathischen Arzt (DO), denn wir

Osteopathen praktizieren auch allgemeine Medizin und stellen deshalb eine größere Konkurrenz dar.

Schauen wir uns aber jetzt noch ein paar weitere Beispiele für „Medizinische Ratschläge" in Zeitschriften an. Das Problem eines Lesers: Makuladegeneration. Die „Experten"-Antwort: Nicht behandelbar. Das stimmt aber nicht ganz. Derlei Erkrankungen reagieren im Frühstadium auf ein strenges Ernährungsprogramm und auf osteopathische Behandlung. Bei Degeneration der Makula (für das farbige Sehen zuständiger Teil der Netzhaut) besonders wichtig: die Vitamine A und E. Und: Das Rauchen aufgeben!

Ein anderer Fall: Bei einer 75 jährigen wurden Schwindelgefühle mit Antibiotika behandelt. Die „Experten"-Antwort: „Schwindel-anfälle sind oft ein medizinisches Rätsel." Ich dagegen sage: nicht unbedingt. Wie schon in Kapitel 13 erklärt, ist Schwindel oft auf Veränderungen des Kranialen Mechanismus zurückzuführen – vor allem auf eine Fehlstellung des Schläfenbeins, das neben dem Hörmechanismus auch die Gleichgewichtsorgane birgt. Ärzte, denen diese anatomischen Zusammenhänge nicht bekannt sind, halten Schwindel für eine Folge einer Vireninfektion und verordnen dann (obschon sie eigentlich von deren Unwirksamkeit in solchen Fällen wissen müssten) Antibiotika. – Ein fähiger Kranial-Osteopath wäre in der Lage gewesen, eine gute Diagnose zu stellen, zu ermitteln, ob etwas Ernsthaftes vorliegt, und der Dame möglicherweise Erleichterung von ihren Symptomen zu verschaffen – und das zu einem Bruchteil der Kosten, die herkömmliche Untersuchungen verursachen.

Leserproblem: Aufmerksamkeitsdefizitsyndrom (ADS). „Experten"-Antwort: „Keine Heilung bekannt. Zur Erleichterung der Symptome Ritalin nehmen." Ritalin wird zwar nach wie vor eingesetzt, stellt aber wegen vieler schädlicher Effekte eine sehr umstrittene Medikation dar. Viele Fälle von ADS sind auf ein Geburtstrauma zurückzuführen. Eine viel bessere Lösung wäre deshalb die osteopathische kraniale Behandlung. Leider kennt nur ein kleiner Teil der Mediziner und der Öffentlichkeit diesen sanften, natürlichen Weg.

Leserproblem: schwere Akne bei der Tochter. Die „Experten"-Antwort: „Bringen Sie sie zu einem Dermatologen und geben Sie ihr orale Antibiotika." Die übliche Behandlungsweise also. Antibiotika bewirken aber nicht immer ein Nachlassen der Infektion und sie zerstören normale Bakterien des Darmtraktes, in dem der natürliche Vitamin-B-Komplex und das Vitamin K erzeugt werden. Akne bekommt man fast immer durch Ernährungsumstellung in den Griff: Kein Zucker (begünstigt Infektionen), keine raffinierte oder fett-saturierte Stärke (wie in Pommes frites und Krapfen). Stattdessen adäquate Proteinaufnahme, gute Multivitamine, zusätzlich die für die Haut wichtigen Vitamine A und B-Komplex, ungesättigte Fettsäuren, die in Pflanzenölen vorkommen und den Fettstoffwechsel fördern, sowie Lezithin und große Mengen Vitamin C.

Leserproblem: bis in die Hand ausstrahlende Nackenschmerzen – vom Hausarzt als Muskelzerrung diagnostiziert. „Experten"-Antwort: „Eine Nervenwurzelerkrankung, vermutlich ausgelöst durch eine hervortretende Bandscheibe. Röntgenuntersuchung oder noch besser ein Kernspin und Besuch eines Neurologen." Ein guter Osteopath hätte dagegen schnell und ohne kostspielige Untersuchungen Folgendes erkannt: Die Mehrzahl solcher Probleme ist auf eine Dysfunktion in den unteren Nackenwirbeln zurückzuführen, welche die Nerven des Armes und der Haut beeinflusst. Das Problem mag mit einer Zerrung begonnen haben, aber kein Muskel läuft über die volle Länge eines Armes; es muss sich also um einen sensorischen Nerv handeln, der vom Nacken kommt.

Einem anderen Leser riet man, seine Knochenarthritis in den Knien mit Vitamin D zu behandeln – womit man bei Arthritis aber kaum eine Wirkung erzielt. Weitaus hilfreicher sind hier Glukosaminsulfate oder Chondroitinsulfate (Knorpelsulfate) – beides Vorstufen der menschlichen Knorpelsubstanz mit Langzeitheilwirkung auf die Gelenkknorpel. Vitamin A in einer Dosis von 75.000 bis 100.000 Einheiten täglich unterstützt die Schleimhäute der Gelenke und Vitamin C reduziert die Entzündung. Eine stark proteinhaltige Ernährung liefert zusätzlich notwendige heilende Substanzen. Knochenarthritis ist ein entzündlicher Prozess in den Gelenken, oft verursacht durch Traumata, Überbeanspruchung, falsche Ernährung oder eine Kombination dieser drei Faktoren.

Jemand wollte wissen, inwieweit ein offener Helm eine Deformation an einem Kinderkopf korrigieren lässt, die dadurch entstanden sein soll, dass man das Neugeborene auf dem Rücken schlafen ließ, um Plötzlichen Kindstod zu vermeiden. Solche Helme kosten ca. $ 3.000, scheinen oberflächlich betrachtet zwar zu helfen, führen aber zu Bewegungseinschränkungen im Kranialen Mechanismus, die sich später zum Beispiel in Sehschwierigkeiten, Unterkieferproblemen oder Kopfschmerzen niederschlagen können. Eine viel vernünftigere, wesentliche sanftere und nebenbei auch noch viel billigere Lösung ist auch in diesem Fall eine behutsame kraniale Behandlung, die auf eine Verbesserung der Gesamtfunktion des Kranialen Mechanismus abzielt.

Ein häufiges Fragethema: Prostatitis, eine unangenehme Entzündung der Prostatadrüsen, die Männern beim Urinieren und beim Geschlechtsverkehr zahlreiche Probleme bereitet. Die Antwort lautet dann meist: antibiotische Therapie, heiße Sitzbäder, viel Trinken und eine „ausgewogene Ernährung". Meine Meinung: Antibiotika sind gegenüber heutzutage auftretenden Erregern häufig wirkungslos. Heiße Sitzbäder vermehren die Zirkulation und helfen. Viel Trinken, um die ableitenden Harnwege auszuschwemmen, hilft ebenso. Spezifischer wäre die Einnahme von hochdosiertem Vitamin C, um das Immunsystem zu unterstützen und durch Ansäuerung des Urins dem Körper zu helfen, die Infektion zu überwinden. Ebenso zeigen osteopathische Behandlung zur Verbesserung der Blut- und Nervenversorgung positive Effekte.

Dies sind nur einige wenige Beispiele für häufig vorkommende Probleme, die durch OMT und Kranialbehandlung natürlicher, effektiver und im Allgemeinen weniger kostenaufwendig, als dies bei traditioneller Medizin der Fall ist, gelöst werden können.

Das Internet wurde sehr rasch eine Quelle für Information und Rat. Sogar verschreibungspflichtige Medikamente sind dort erhältlich, was sehr bedenklich ist. Nicht ohne Grund zählen diese zu den „kontrollierten Substanzen". Da auf diesem Gebiet wenig Kontrolle ausgeübt wird, sollte man beim Erwerb sehr sorgfältig wählen. Es werden viele Testpackungen und „Gesundheitshilfsmittel" angeboten. Seien Sie also vorsichtig und urteilen Sie nach gesundem Menschenverstand!

An diesem Punkt könnten Sie sich natürlich auch fragen, ob ich ein zuverlässiger Ratgeber bin. Nun, mein Rat basiert auf fünfzig Jahren erfolgreicher osteopathischer Praxis, dem intensiven Studium von Fachliteratur, Tausenden Stunden Vorlesungen – sowohl lehrend als auch zuhörend – und auf einer guten Dosis gesunden Menschenverstandes. Mein Rat wird nicht jedes Problem lösen, aber er kann ein guter Anfang sein.

Abschnitt III

Strukturierte Gesundheitsvorsorge

15 – Die rigide Struktur

In diesem Buch wurde über die Wechselwirkung zwischen Struktur und Funktion des Körpers gesprochen. Lassen Sie mich nochmals betonen: Je starrer die Struktur ist, desto weniger funktioniert sie, was unvermeidlich zu Krankheiten führt. Dieses Prinzip lässt sich auch auf das regulierte oder strukturierte Gesundheitswesen übertragen: Je rigider dessen Struktur wird, umso weniger funktioniert es, was zu erheblichen Mängeln führt. In den 1960er Jahren wollte man in den USA durch die Einführung von *Managed Care*, eines Steuerungsmodells im Gesundheitswesen, dessen Qualität verbessern und den Ärzten mehr Kontrolle darüber zu geben – mit deutlicher Betonung auf Vorbeugung und Gesunderhaltung. Genau das Gegenteil ist geschehen: Unser Gesundheitssystem ist schwächer geworden, Ärzte haben weniger Kontrolle und zu viele der verfügbaren Gelder fließen in die Behandlung chronischer Krankheiten.

Das strukturierte Gesundheitswesen krankt in dreierlei Hinsicht:

Erstens erzeugt die Unzahl von Regeln und Verordnungen eine sehr starre Struktur, die nicht effizient arbeiten kann.

Zweitens leidet das System an einem Übermaß von Bürokratie.

Drittens funktioniert dieses starre System wie die traditionelle Medizin – das heißt, es kümmert sich viel stärker um die Symptome als um die Ursachen.

Der riesige Überbau der regulierten Vorsorge erfordert eine große Zahl von Verwaltungsangestellten und Hilfskräften, damit der Laden läuft. Dadurch fallen für Gehälter und Löhne erhebliche Gelder an, die dann bei der direkten Gesundheitsversorgung fehlen, was in unserem heutigen, profitorientierten System bedeutet, dass wertvolle Leistungen für Patienten beschnitten oder gar gestrichen werden. Der enorm gewachsene Verwaltungsaufwand führt auch dazu, dass die Arzt-Patienten-Beziehung, die so wichtig für eine gesundheitsfördernde Behandlung ist, leidet. Die Ärzte verbringen immer mehr Zeit mit administrativer Arbeit und bürokratischen Hürden und können sich so immer weniger ihren Patienten widmen. Allzu oft müssen sie Behandlungszeiten verkürzen, um den Vorschriften nachzukommen. Sehr oft dürfen sie gute Medikamente nicht verschreiben, sondern müssen solche wählen, die von ihrer *Health Management Organisation* zugelassen sind, oder Ersatzmedikamente, die weniger kosten und in manchen Fällen auch weniger wirksam sind als die Markenmedikamente. Nach meiner Meinung und der vieler anderer sind allerdings die meisten Medikamente überteuert – die wahren Gründe dafür habe ich in Kapitel 14 aufgezeigt.

Managed Care wurde geschaffen, um die schnell steigenden Gesundheitskosten und Versicherungsprämien in den Griff zu bekommen. Man schränkte die freie Arztwahl ein und reduzierte die Leistungsansprüche auf das „medizinisch Notwendige". Man betonte Wellness und Prävention, weil man erkannte, dass chronische Erkrankungen entsprechende Probleme und zusätzliche Kosten mit sich bringen. Ursprünglich wollte man durch *Managed Care* Kosten, Zugänglichkeit und Qualität des Gesundheitswesens optimieren. Die Superstruktur vermehrte aber die Kosten und im Bestreben, den Gesamtservice breiter zugänglich zu machen, mussten einige Leistungen innerhalb des Gesamtrahmens reduziert werden, was Auswirkungen auf die Qualität hat. Die Gesundheitsreform schafft auch mehr Wettbewerb, den manche nicht überleben. Kleinere Krankenhäuser mussten schließen. Größere Kliniken wurden durch nationale, gewinnorientierte Gesellschaften übernommen. Der Hausarzt, lange verehrt wegen seiner menschlich-persönlichen Art mit Kranken umzugehen, ist durch Krankenstationen und Gremien von institutionell organisierten Ärzten ersetzt worden.

Was denken Ärzte darüber? In einer seitens der *Medical Economics* durchgeführten Meinungsumfrage bewerteten die Ärzte das gesteuerte Gesundheitssystem als ihre größte Herausforderung und vertraten die Ansicht, es würde immer schlimmer werden. Zudem beklagten sie Autonomieverlust als eine Folge der Steuerung und erwarteten auch in dieser Hinsicht eine Verschlechterung. Dann wurde das staatliche Eingreifen beanstandet. Danach folgten zunehmende Sorgen über das Einkommen. Große Bedenken bestehen auch, weil im Zuge der Kostenreduzierungsmaßnahme n immer mehr Nicht-Ärzte Behandlungen durchführen. In einer anderen Studie, welche die *Denver Post* veröffentlichte, stellten die Ärzte fest, dass *Managed Care* sein Ziel, die Gesundheitsvorsorge zu optimieren, verfehlt hat. Die überwältigende Mehrheit der Ärzte war der Ansicht, dass sich durch *Managed Care* die Qualität der Ärztedienstleistungen verschlechtert. Eine Untersuchung bei 1.100 Ärzten der *Kaiser Family Foundation* fand heraus, dass bei neun von zehn Patienten, bei denen die Übernahme von Behandlungskosten abgelehnt wurde, eine ernsthafte Verschlechterung der Gesundheit eintrat, da ihnen entweder die nötigen Medikamente nicht verschrieben wurden oder keine Überweisung zu einem Spezialisten stattfand.

Ärzte sehen aufgrund der von den HMO und anderen Management-Organisationen getroffenen Regelungen vermehrte Konflikte zwischen Hausärzten und Spezialisten. Ihrer Ansicht nach ist das Gesundheitswesen heute ein Geschäftsunternehmen, bei dem die medizinische Versorgung zu kurz kommt. Versicherun gsgesellschaften haben nicht mehr in erster Linie das Wohlbefinden ihrer Kunden im Auge, sondern greifen in medizinische Belange ein, indem sie Behandlungen limitieren, Krankenhausaufenthalte kürzen, die Anzahl der Behandlungen festlegen, als „medizinisch nicht nötig" Ansprüche der Patienten ablehnen, mit der Begründung, die Kosten seien überschritten, Zahlungen reduzieren usw. Ärzte sind deshalb gezwungen, sich in größeren Gruppen zusammenzuschließen, um ihre Position zu stärken. Sie schließen sich auch verstärkt verschiedenen Organisationen an, um bessere Konditionen zu erhalten. Nicht selten tritt ein Arzt zwanzig oder dreißig Organisationen bei und muss dafür – anders als die heutigen überbezahlten Sportler, die bei Vertragsabschluss mit einem

Verein viele Millionen Dollar erhalten – jedes Mal eine Gebühr leisten. Hinzu kommt, dass die meisten Sportler als Stipendiaten an ein College gehen, während angehende Ärzte ihre hohen Aus- und Weiterbildungskosten selbst tragen müssen. Dass ein Arzt Studiendarlehensschulden von über $ 100.000 hat, ist nicht ungewöhnlich. Trotzdem meinen viele Versicherungsgesellschaften und viele Leute, Ärzte seien überbezahlt. Es ist übrigens interessant, dass Osteopathen, was die Rückzahlung von Studiendarlehen anbelangt, den besten Ruf haben.

Immer mehr Ärzte schließen sich heute auch Gewerkschaften an, um mehr Verhandlungsmacht zu erlangen. Und viele geben frustriert ihre Praxis auf.

Die massive Infrastruktur der *Managed Care*, die damit einhergehende Ineffizienz und die schwindenden Einnahmen von Ärzten verschiedenster Fachrichtungen schufen eine Atmosphäre, die den Betrug auf allen Ebenen fördert.

Problematisch ist die Entwicklung auch in einem Berufs-stand, der im Gesundheitswesen eine zentrale Rolle spielt: Krankenschwestern. Sie tragen durch ihre persönliche Zuwendung für die Patienten in hohem Maße zu deren Wohlbefinden und Genesung bei und bestimmen dadurch wesentlich die Qualität und somit das Ansehen einer Klinik. Durch den Wechsel vom gemeinnützigen zum gewinnorientierten Krankenhausmanagement ist das Pflegepersonal im Zuge kostensparender Maßnahmen gehalten, die Patientenbetreuung einzuschränken. In einem Teil der Krankenhäuser werden bestens ausgebildete und registrierte Krankenschwestern durch weniger gut ausgebildete und geringer bezahlte Schwestern und Hilfskräfte ersetzt, was wiederum der Qualität der Krankenversorgung schadet. In einem Leitartikel der *Physician's News* nennt der Neurochirurg Robert White diesen Rückgang an gut ausgebildetem Personal eine „schleichende Epidemie, welche die Qualität des Gesundheitswesens ganz erheblich reduziert."

Auch bei den Patienten, den Empfängern von Gesundheits-leistungen, ist wachsende Unzufriedenheit festzustellen. Befragungen zufolge gewinnen sie immer mehr den Eindruck, dass ihnen wichtige Rechte wie freie Arztwahl, Wahl der Behandlungsart, Überweisung zu Spezialisten und adäquate Krankenhauspflege versagt werden. Derzeit ist, bei sinkender Tendenz, zwar noch die Mehrheit mit der ärztlichen Behandlung zufrieden. Es besteht jedoch eine große Unzufriedenheit mit den Gesundheitsbehörden. Stand früher die Frage „Wer bezahlt?", im Vordergrund, sorgt man sich heute vor allen, ob man überhaupt eine Krankenversorgung erhält. Insgesamt bezeichnen Empfänger von Gesundheitsleistungen das derzeitige Gesundheitssystem als schlecht organisiert und durch Gier, Verschwendung und Korruption unterhöhlt. Aufgrund persönlicher Erfahrungen empfanden 76 % die ihrer Ansicht nach durch Profitdenken seitens der Versicherer und Ärzte verursachte Kostenexplosion als das ernsteste Problem.

Unter den Mängeln des Gesundheitswesens haben am meisten unserer älteren Mitbürger zu leiden, die derzeit etwa 13 % der Bevölkerung ausmachen, jedoch mit 30 % an den Verschreibungen partizipieren und den größten Teil der Behandlungskosten verursachen – überwiegend aufgrund chronischer Krankheiten. Die Kosten im Gesundheitswesen betragen derzeit über eine Billion Dollar pro Jahr. Im Jahr 2020 werden die Senioren etwa 20 % der Gesamtbevölkerung ausmachen, was sich dramatisch auf die bereits jetzt bedrückend hohen Gesundheitskosten auswirken wird. 80 % der Senioren leiden unter einer oder mehreren degenerativen Erkrankungen – an Beschwerden also, die sich verhindern ließen, wenn man die in Abschnitt I dieses Buches dargelegten Vorschläge befolgen würde.

Senioren sollten eigentlich über *Medicare* versorgt werden, viele werden es aber nicht. Einige können die Versicherungsprämien nicht aufbringen, andere dürfen nicht den richtigen Arzt wählen. Dies betrifft insbesondere die Wahl eines Osteopathen – und der Grund sind die Gegensätze zwischen der allopathischen Philosophie, die sich auf Symptome, auf ein Organ, auf einen Körperteil konzentriert, und der osteopathischen, die den Patienten in seiner Ganzheit sieht. Die *Health Care Finance Administration* (*HCFA*), unter der *Medicare* angesiedelt ist, erkennt zwar nach vielen Verhandlungen mit dem osteopathischen Berufsstand das Ganzkörperkonzept an, unterteilt dann aber wieder nach typisch allopathischer Denkweise in zehn Körperpartien, nämlich Kopfregion, Nackenregion, Brustregion, Lendenregion, Sakralregion (Steißbein), Beckenbereich, untere Extremitäten, obere Extremitäten, Brustkorb, Unterleib- und Darmregion (Magen, Leber, Därme usw.) – wobei für jeden Bereich nur bestimmte Vergütungen bewilligt werden. *Medicare*-Regelungen erlauben Ärzten auch die Vergütung für *Evaluation and Management* (E&M), wobei hier zwischen länger schon betreuten und neu hinzukommenden Patienten unterschieden wird. Ist der Arzt nun zu einer Diagnose gekommen, zum Beispiel Bluthochdruck, sind keine weiteren E&M-Gebühren erlaubt, es sei denn, es tauchen neue Beschwerden auf, die eine weitere Bewertung erforderlich machen. In der Osteopathie, die in vielen Fällen eine Ganzkörperbehandlung, immer aber eine Ganzkörperuntersuchung erfordert, kommt man mit dieser Regelung nicht zurecht. Leider begreifen die Vertreter von *Medicare* in manchen US-Staaten die osteopathische Philosophie einfach nicht. Besonders uneinsichtig zeigt man sich in Colorado, dem Staat, in dem ich lebe. Ich will mich mit Beurteilungen zurückhalten, doch vor einigen Jahren beschuldigte ein früherer Direktor einer Controllingfirma der *American Osteopathic Association*, deren Aufgabe es u. a. auch war, Zahlungsprobleme von *Medicare* und anderen Organisationen zu überprüfen, den Direktor der *Medicare* Colorado, Vorurteile zu hegen. Ich erinnere mich an den Fall einer meiner Patientinnen, die auf ihren schriftlichen Einspruch gegen die Ablehnung einer Behandlungskostenerstattung seitens *Medicare* folgende Antwort erhielt:

„Erstens: *Medicare* wird von der *Health Care Finance Administration* geleitet und kontrolliert. Das Zentralbüro von *Medicare* hatte über diese Angelegenheit eingehend mit dem nationalen Büro der *American Osteopathic Association (AOA)* beraten. Ihr Osteopath irrt sich in der Auslegung der Vorschriften." (Bemerkung: Ich beachtete die Richtlinien, wie sie von der *AOA* veröffentlicht wurden.)

„Zweitens: *Medicare* versteht das ‚ganzheitliche Körperkonzept‘ der osteopathischen Manipulation. Jedoch glaubt *Medicare*, dass dieses nicht immer ‚medizinisch notwendig‘ ist, um spezielle Probleme beim Patienten zu behandeln. In vielen Fällen ist eine Beschränkung der Behandlung auf einen oder zwei Körperteile ausreichend.“

„Wir bedauern die Unannehmlichkeiten, die womöglich dem Arzt entstanden sind, glauben aber, dass die Arztpraxis im Widerspruch zur *Medicare*-Politik steht und angepasst werden muss.“

Eines der Probleme, die alle Ärzte mit *Medicare* haben, besteht darin, dass Ansprüche zwar bezahlt, aber dann im Nachhinein überprüft werden. Gelegentlich deckt man hier betrügerische Handlungen auf, in den meisten Fällen erweist sich jedoch alles als korrekt. Hat der Arzt nach Meinung des Untersuchungsbeamten einen Fehler gemacht oder die Richtlinien falsch interpretiert, wird er unter Androhung von Geld- und Gefängnisstrafen gezwungen, das Honorar zurückzuzahlen. Gemäß einem Artikel in *Government and Medicine* unterlaufen Prüfern viele Fehler. Einsprüche sind jedoch sehr kosten- und zeitaufwändig, sodass viele Ärzte darauf verzichten.

Wie schon erwähnt besitzen die Vereinigten Staaten das zwar bei weitem aufwändigste, aber keinesfalls beste Gesundheitswesen. Trotz einiger außerordentlicher technologischer Fortschritte rangiert dessen Qualität unter jener vieler anderer Länder. Eine Studie der *Economic Cooperation and Development* zeigt, dass in den USA die Gesundheitskosten pro Kopf $ 3.094 betrugen, was 13,6 % des Bruttosozialproduktes ausmachte. Bei den dreiundzwanzig anderen Ländern lagen sie bei 8,1 % oder weniger. Dr. Robert H. Ebert, früherer Fakultätsvorstand der *Harvard Medical School*, wies schon vor einer Dekade darauf hin, dass „Gesundheitszentren, Operationsräume und moderne diagnostische Techniken ein Teil, aber nicht das Wesentliche der Medizin seien“. Ärzte wurden durch Hightech-Fortschritte in diagnostischer Ausrüstung wie Magnetfeld-Resonanz-Diagnostik, Ultraschall, Computertomographie, Nuklearmedizin und komplizierte Laborverfahren verführt. Ein

Kernspin kostet ungefähr $ 1.000 und $ 50 bis $ 100 mehr bei Einsatz eines Kontrastmittels. Ein Schädel-CT beläuft sich auf $ 250 bis $ 800. Selbst eine ehrwürdige Institution wie die Mayo-Klinik, deren Gründer, die Mayo-Brüder, weltweit bekannt waren für ihre diagnostischen Fähigkeiten, ist der Versuchung unserer bahnbrechenden Hightech-Diagnosegeräte verfallen. Solche Geräte sind zwar sehr hilfreich und können vieles aufdecken, ihr teurer Einsatz erübrigt sich aber in vielen Fällen durch eine sorgfältige physische Untersuchung „von Hand". Ich hatte eine Patientin mit chronischen Rückenschmerzen im unteren Bereich der Wirbelsäule, die neun Kernspins zu Kosten von je $ 1.000 über sich ergehen lassen musste. Aber erst die eingehende von Hand durchgeführte Untersuchung ihres Körpers ergab den Grund für ihre Schmerzen: ein verkürztes rechtes Bein, das ihr Becken aus der Balance brachte, mit der Folge einer chronischen Entzündung des Ischiasnervs. Eine Absatzerhöhung und eine manipulative Behandlung korrigierten das Problem. Vor mehreren Jahren kam die Röntgenabteilung der *Food and Drug Administration* zu dem Schluss, dass 40 % aller Röntgenaufnahmen unnötig sind und vermutlich liegt der Prozentsatz in Wahrheit noch viel höher. Dasselbe trifft mit Sicherheit auch auf kompliziertere technische Untersuchungsverfahren zu.

16 – Lösungen

„Würden <u>Sie</u> denn einen solchen Test bestehen, meine Dame?", fragte der genervte Metzger seine extrem wählerische Kundin, als diese jedes ihr zum Kauf angebotene Suppenhuhn misstrauisch befingerte, drückte, unter den Flügeln beroch und schließlich mit der Begründung zurückwies, es sei nicht in Ordnung.

Würde denn, frage ich mich seit Langem, die Schulmedizin, welche die Osteopathie immer noch so hochnäsig mit dem Argument „wissenschaftlich nicht belegt" abtut, selbst den Test „wissenschaftlich erwiesen" bestehen?

Gegenwärtig sterben über 160.000 Menschen pro Jahr an verschiedenen Medikamenten. Dies wird als Teil der Medizinpraxis akzeptiert. Ungefähr 20 % der Krankenhauseinweisungen werden durch Medikamente verursacht. Bei 60 % der wegen Medikamenteneinnahmen notwendigen Notfall-Aufnahmen handelt es sich um verschriebene Medikamente. Fehler bei Verschreibungen, verursacht durch Ärzte oder Apotheker, sind für 30.000 Tote im Jahr verantwortlich. Millionen unnötiger Operationen mit ca. 50.000 Todesfällen werden jährlich durchgeführt. Die Institutionalisierung einer „zweiten Meinung" hat diese Zahlen nicht wesentlich reduziert. Die Infektionen, die man sich im Krankenhaus zuziehen kann, haben besorgniserregende Ausmaße erreicht, da die Kliniken im Zuge von Sparmaßnahmen ihren Krankenservice reduzieren. Dadurch werden sie auch nachlässig beim Einhalten steriler Prozeduren und manchmal ignorieren sie, wie ihre Berichte zeigen, das Problem überhaupt.

Pro Jahr werden über 500.000 Bypass-Operationen durchgeführt, die von manchen medizinischen Experten teilweise als unnötig bezeichnet werden. Die Durchschnittskosten einer solchen Operation belaufen sich auf $ 40.000 und nach fünf Jahren kommen 50 % dieser Patienten wegen Arterienverschluss, nach sieben Jahren sind es 80 %. Viele dieser Herzprobleme hätten durch geeignete Ernährung vermieden oder geheilt werden können.

Alle bisher vorgeschlagenen „Lösungen" im Gesundheitswesen, die präsentiert wurden, brachten noch mehr Regulierungen, Bürokratie und staatliche Verordnungen – waren also alles andere als erfolgreich. Die Antwort liegt vielmehr in zwei wichtigen Veränderungen in der Medizinpraxis: Zum einen muss die Betonung wirklich auf der Prävention liegen – und das heißt nicht auf präventiven Medikamenten, sondern auf gesundheitsfördernden und gesundheitserhaltenden Maßnahmen, wie sie der „Vater der Medizin", Hippokrates, schon propagiert hat und wie sie in Abschnitt I dieses Buches dargelegt wurden. Die zweite und monumentale, aber absolut notwendige Aufgabe besteht darin, die medizinische Lehre und Praxis zu ändern. Wir müssen wegkommen von der knidischen Philosophie, der Konzentration auf die Symptome, und hin zu einer hippokratischen ganzheitlichen Philosophie – und diese schließt selbstverständlich als zentrales Element die körperliche Diagnose, also die fachkundige Palpation des Körpers unserer Patienten, ein. Viele Ärzte machen das nicht, einfach, weil sie es in ihrer Ausbildung gar nicht mehr gelernt haben.

Was Sie persönlich für Ihre Gesundheit tun können, betrifft, wie in Abschnitt I dargelegt, vor allem Ihre eigene innere Haltung und Ihren Lebensstil. Es erfordert Willensstärke, aber es ist wirklich möglich. Nutzen Sie alternative Methoden, die oft viel zu bieten haben. Verlangen Sie nach Ihrem eigenen, ganzheitlich praktizierenden Arzt, verlangen Sie bessere Krankenhausversorgung. Wehren Sie sich, wenn Ihnen eine Behandlung abgelehnt wird, die sich als hilfreich erweisen könnte, insbesondere wenn Ihnen gesagt wird, es gäbe „keinen wissenschaftlichen Beweis" oder es sei „medizinisch nicht notwendig". Versicherungsgesellschaften versuchen im Interesse ihrer Gewinnsteigerung mehr und mehr, die Medizinpraxis und die Osteopathie unter ihre Kontrolle zu bringen.

Haben Sie schon mal von irgendeiner Versicherungsgesellschaft gehört, die in Konkurs ging? Ich nicht.

Immer mehr wird uns suggeriert: „Wir denken für Sie. Der große Bruder achtet auf Sie. Die Regierung kümmert sich um Sie." Übernehmen Sie selbst die Verantwortung für Ihre Gesundheit! Denn Sie können es am besten – wenn Sie wissen, was zu tun ist. Die beste Prävention besteht darin, den Körper gesund zu ernähren, sich viel zu bewegen, für guten Schlaf zu sorgen und dem Körper die normale Struktur zu bewahren, was ihm dann ermöglicht, auch normal zu funktionieren. Körperliche Übungen helfen mit, die strukturell-funktionellen Beziehungen des Körpers zu optimieren – und lassen Sie sich regelmäßig von Ihrem Osteopathen durchchecken.

17 – Was die Zukunft bringt

Die Osteopathie hat viele Stürme überstanden und wird zweifellos noch weiteren ausgesetzt werden. Manche sagten voraus, und tun es heute noch, dass sie nicht überleben wird, aber wir sind immer noch da. „Die größte Bedrohung für unseren Beruf wird von innen kommen", prophezeite Dr. Still einst. Die Begriffe „Osteopathie" und „Osteopath" stehen historisch in direkter Beziehung zu ihm, und die *American Academy of Osteopathy* wird die Verwendung dieser Begriffe weiterhin auf das Heftigste verteidigen – auch wenn einige Vertreter unseres Berufsstands heute die Bezeichnung „Osteopath" gerne als überholt abschaffen und nur noch die Bezeichnung „osteopathischer Arzt" verwenden würden. Ebenso wird sie weiterhin dafür kämpfen, dass man in den USA die hohe Kunst der physischen Diagnostik – mit Schwerpunkt auf der Palpation der Gewebe – wieder zum zentralen Bestandteil der medizinischen Ausbildung macht. Denn die menschliche Hand ist, wie mein Vater, Harold Magoun, DO, in seinem Buch *Osteopathy in the Cranial Field* es ausdrückte: „das großartigste Diagnose-Instrument, das der Mensch kennt. So wunderbar die Fortschritte der Wissenschaft auch sein mögen: Nichts kann das tastende Erforschen und Analysieren des Gewebes ersetzen – vorgenommen von geübter Hand mit dem Ziel, den aktuellen Gesundheitszustand des Körpers festzustellen und zugleich die für ihn beste Behandlungsart zu bestimmen. Diese Art der Untersuchung geschieht unter dem Aspekt der Funktion und nicht der Statik, ist also lebendige Physiologie und nicht Anatomie am Leichnam. Röntgenaufnahmen mögen augenfällige pathologische Veränderungen aufzeigen und Labortests Veränderungen in der Körperchemie. Keines von beiden aber gibt Auskunft über die feinen Schattierungen im Gewebetonus, über

Beweglichkeit, Elastizität, Spannkraft, Flexibilität, Dehnbarkeit, Sensibilität und alle anderen Dinge, die so notwendig sind für adäquate Diagnosen."

In Bezug auf Behandlungsmethoden, die bislang unter den Sammelbegriff „alternative Medizin" fallen – und das sind in Amerika neben der osteopathischen Manipulation beispielsweise die Akupunktur und die seit 5000 Jahren angewandte chinesische Medizin, aber auch ayurvedische Medizin, Chiropraktik, Kräutermedizin, Homöopathie usw. – vollzieht sich bereits seit geraumer Zeit ein Sinneswandel, der sich wohl noch verstärken wird. Mehr und mehr Patienten werden sich alternativen Methoden zuwenden. Beinahe ein Drittel unserer medizinischen Ausbildungsstätten bieten mittlerweile schon Kurse in alternativen Therapien an und die *American Medical Association* ermuntert ihre Mitglieder, sich mehr darüber zu informieren.

Längst schon hat man die Bedeutung des neuromuskulären Skelettsystems als Quelle von Schmerz und Behinderung erkannt, was wiederum bei Gesundheitsproblemen zu einem immer breiteren Einsatz manueller Techniken und Therapien führen wird, deren fundierteste ohne Zweifel die Osteopathie ist und bleibt.

Was wird die Zukunft noch bringen? Die Denkweise in der traditionellen Medizin wird sich nur sehr langsam verändern. Und Versicherungsgesellschaften werden fortfahren, sich in medizinische Fragen einzumischen. Wir Osteopathen aber werden weiterhin weltweit führend in manipulativer Behandlung sein.

Sie, lieber Leser, werden – falls es mir gelungen ist, Sie mit meinen Worten zu erreichen – in Zukunft noch bewusster mit Ihrer Gesundheit umgehen. Sie werden verstärkt auf gesunde Ernährung und Lebensführung achten. Sie werden als Konsument ebenso kritisch sein wie als Patient, den von Ihnen gewählten Volksvertretern Ihre Meinung in Sachen Gesundheitswesen kundtun und vor der Einnahme nebenwirkungsreicher Medikamente oder der Inanspruchnahme unnötiger und kostspieliger Gerätemedizin stets erst nach einfacheren, effizienteren, sanfteren, Ihrem Körper in seiner Gesamtheit zuträglicheren Alternativen suchen. Und dass es die (fast immer) gibt, wissen Sie spätestens jetzt. Werden und bleiben Sie also in jeder Hinsicht „Herr Ihres Schicksals und Kapitän Ihrer Seele."

Alles Gute für Ihre Gesundheit!

Englischsprachiges Literaturverzeichnis

• *A Physical Finding Related to Psychiatric Disorders.* John Woods, DO & Rachel Woods, DO. Journal of American Osteopathic Association. August 1961.

• *A Physical Finding Related to Psychiatrie Disorders.* John M. Woods, DO, Rachel H. Woods, DO. JAOA. August 1961.

• *American Journal of Public Health.* 1996: 86 (12) 1729.

• *Anatomy of an Illness as Perceived by the Patient.* Norman Cousins. W. W. Norton & Co. 1979.

• *Arthritis and Common Sense.* Dale Alexander. Simon and Scheuster.

• *Arthritis Today.* Arthritis Foundation. 1330 West Peachtree. Atlanta, GA.

• *Autobiography of Andrew Taylor Still.* Published by Author. 1908

• *Can Prayer Heal?* Hippocrates Magazine. April 1998.

• *Clinical Pearl News.* LT. Services. Vol. 9, No. 7. July 1999.

• *Columbia Execs Convicted of Fraud.* The Denver Post. July 3, 1999.

• *Complaints Against HMO's.* Rocky Mountain News. October 1l, 1998.

• *Consumers Bash Hospitals, Health Plans.* Health Care Observer. Vol. 2 #7. July, 1997.

• *Depression.* Parade Magazine. September 26, 1997.

• *Divided Legacy: The Conflict Between the Homeopathy and the AMA.* Harris Coulter. North Atlantic Books. 1982.

• *Do You really Need Glasses?* Marilyn Rosanes-Berrett, PhD Published by Author.

• *Docs See HMO's as Impediment.* Denver Post. July 29, 1999.

• *Eat Right for Your Type.* Dr. Peter D'Adamo. G. P. Putnam's Sons.

• *Editorial.* Physicians Financial News. Vol. 15 #10. July 19, 1997.

• *Encyclopedia Britannica* 15th Edition. William Benton. 1943-73.

• *Encyclopedia Britannica, Inc., Micropedia,* 15th Edition, Pg. 1020.

• *Faith and Healing.* Time Magazine. June 24, 1996.

• *Frontier Doctor, Medical Pioneer.* Charles E. Still Jr., DO. Thomas Jefferson University Press at Northeast Missouri State University. Kirksville, MO. 1991

• *Health and Healing.* Julian Whitaker, MD. Whitaker's Wellness Institute. Newport Beach.

• *Health Fraud: Just Business as Usual.* Medical Economics. July 10, 1995.

• *Health Revelations.* Dr. Robert Atkins. April, 1999. DO, FAAO. Journal Printing

• *Health Revelations.* Robert Atkins, MD. Agora Health Publishing. Baltimore.

• *High Tech Farming.* The Denver Post. July 31, 1999.

• *History of Osteopathy.* E. R. Booth, PhD, DO. Press of Jennings and Graham. Cincinnati. 1905

• *If Longevity is Your Goal, Go To Church.* Rocky Mountain News. May 19, 1999.

• *Imprimis.* Hillsdale College. Vol. 27 #10. Oct. 1998.

• *Kicking the Habit.* The DO April 1996. The American Osteopathic Association.

• *Lecture AAO,* 1997. Frank Willard, PhD New England College of Osteopathic Medicine.

• *Let's Get Well.* Adelle Davis. Harcourt, Brace and World, Inc. Pg. 148.

• *Losing It: America's Obsession With Weight and the Industry That Feeds On It.* Laura Fraser. Dutton.

• *Love, Medicine and Miracles.* Bernie S. Seigal, MD. Harper and Row.

• *Love, Medicine, and Miracles.* Bernie Siegal, MD. Harper & Row. 1986.

• *Macbeth.* William Shakespeare. Scene II.

• *Medical and Health Annual 1996.* Encyclopedia Britannica, Inc. Pg. 369.

• *Medical and Health Annual 1997.* Encyclopedia Britannica Inc. Pg. 287.

• *My Basketball Bible.* Forrest C. Allen, DO. Smith-Grieves Co. Kansas City. 1924.

• *My Most Unforgettable Character.* Harold Magoun, Sr. DO, FAAO. The DO April, 1973.

• *Myofascial Manipulative Release of Carpal Tunnel Syndrome: Documentation with MRL.* Benjamin M. Sucher, DO. JAOA Vol. 93, #12. 1993.

• *Nutrition Breakthrough.* Robert Atkins, MD. William Morrow & Co.

• *Osteopathic Manipulation in a Hospital Environment.* Edward Stiles, DO, FAAO. American Academy of Osteopathy Yearbook. 1977.

• *Osteopathic Medicine Holds Solution in Healthcare Crisis.* Harold Magoun Jr. DO, FAAO. The DO. May 1995. The American Osteopathic Association.

• *Osteopathy in the Cranial Field.* Harold Magoun, Sr., DO, FAAO. Journal Printing Co. Kirksville, MO. 1951, 1966, 1976.

• *Otitis Media, an Osteopathic Approach.* Alistair Moresi, Bach. App. Sc. (Osteopathy), The Cranial Letter, Vol. 50, #3.

• *Parent Smoking Kills 6.200 Kids.* The Denver Post. July 15, 1997.

• *Passive Smoke Doubles Heart Risk.* The Denver Post. May 20, 1997.

• *Personal correspondence.* I. M. Korr, PhD Director of Research and Professor Emeritus of Physiology. Kirksville College of Osteopathic Medicine.

• *Personal correspondence.* Viola Frymann, DO, FAAO.

• *Philosophy of Osteopathy* Andrew Taylor Still. Kirksville, MO 1899.

• *Physicians Desk Reference.* Medical Economics Co., Inc. Montvale, NJ.

• *Relationship of Disturbances of the Cranio-Sacral Mechanism to Symptomatology of the Newborn.* Viola M. Frymann, DO, FAAO. JAOA. 1966.

• *Robert Wood Johnson Foundation.* Researched by Brandies University. Rocky Mountain News. October 22, 1993.

• *Second Opinion*. William C. Douglas, MD. Second Opinion Publishing. Atlanta .

• *Self Healing*. Andrew Weil, MD. December, 2000.

• *Self Healing*. Andrew Weil, MD. Thome Communications, Inc. 42 Pleasant St., Watertown, MA.

• *Sinus Survival*. Dr. Robert S. Ivker, Jeremy P. Tarcher, Inc. Los Angeles. 1991.

• *Smoking Costs*. Bottom Line. June 15, 1990. Vol. 11 #11. Boardroom, Inc.

• *Spontaneous Healing*. Andrew Weil, MD. Alfred A. Knopf, Inc.

• *Spontaneous Healing*. Andrew Weil, MD. Alfred Knopf, N. Y. 1995

• *Stedman's Medical Dictionary*. 25th Edition. Williams & Wilkins, A Waverly Co.

• *Take it From a DO - a lot of Chiropractic is a Sham*. Medical Economics. September 17, 1990.

• *Textbook of Medical Physiology*. Guyton and Hall. W. B. Saunders Co.

• *The Coming Plague*. Laurie Garrett. Farrar, Straus and Giroux. New York.

• *The D.O.* American Osteopathic Association. Vol. 41 #10.

• *The Denver Post*. June 21, 2000. News Day.

• *The Environmental Working Group*. Dr. John Folts. University of Wisconsin School of Medicine.

• *The First School of Osteopathic Medicine*. Georgia Warner Walter. Thomas Jefferson University Press at Northeast Missouri State University. Kirksville, MO 1992

• *The Greatest Benefit to Mankind*. Roy Porter. W. W. Norton & Co. 1997.

• *The Household Physician*. Ira Warren, A. M., MD. Bradley Dayton Co. Boston 1862

• *The Lengthening Shadow of Dr. Andrew Taylor Still*. Arthur G. Hildreth, DO. Published by Author. Macon, MO 1938.

• *The Paradox of Smoking*. Richard L. Crowther, FAIA. A. B. Hirshfield Press. 1983.

• *The Power of Positive Thinking*. Norman Vincent Peale. Foundation for Christian Living.

• *The Story of Medicine*. Victor Robinson, MD.

• *The Story of Medicine*. Victor Robinson. The New Home Library. 1931.

• *Timeless Healing*. Herbert Benson, MD. Scribner Publishing Co. 1996

• *Treating the Body, Healing the Mind*. Hippocrates Magazine. April 1997.

• *Unionizing the E.R.* Time Magazine. July 5, 1999.

• *USA Weekend*. Jan. 3-5, 1997.

• *Webster's Third New International Dictionary*. Encyclopedia Britannica. 1971.

• *You're Hassled, Here's Why*. Medical Economics. October 19, 1998.

Buchempfehlungen von JOLANDOS

ISBN	Titel	Autor	Jahr	Preis
978-3-936679-64-9	Das große Still-Kompendium	Still, A.T.	2002	159.-
978-3-936679-61-8	Das große Sutherland-Kompendium	Sutherland, W.G.	2004	159.-
978-3-936679-56-4	Das große Littlejohn-Kompendium	Littlejohn, J.M.	vorr. 03/08	159.-
978-3-936679-51-9	Der Natur bis ans Ende vertrauen	Hartmann, C.	2007	9,90
978-3-936679-53-3	Dein Innerer Heiler	McGovern, J&R	2007	12,90
978-3-936679-55-7	An Illustred Practice of Osteopathy	Still Museum	2005	19,90
978-3-936679-58-8	Rollin Becker: Leben in Bewegung & Die Stille des Lebens	Becker, R.	vorr. 12/07	79.-
978-3-936679-87-8	Andrew Taylor Still, 1828-1917 (D)	Trowbridge, C.	2006	39,90
978-3-936679-63-2	Die Anatomy der Potency	Handoll, N.	2004	49.-
978-3-936679-65-6	Natürliche Arzneien	Wesley, J.	2005	12,90
978-3-936679-67-0	Puls des Lebens	Fulford, R.	2005	29,90
978-3-936679-68-7	Stills Faszienkonzepte	Stark, J.	2006	89.-

Preisänderungen vorbehalten.

Details zu den o. a. Titeln und viele weitere Titel zur

Osteopathie und Kraniosakralen Therapie

finden Sie unter

www. jolandos. de

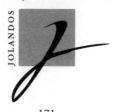

Die historische Bibliothek der Osteopathie

Osteolib®

Echtes Leder, Goldprägung, handgebunden, Literatur aus der Gründerzeit der Osteopathie (englischsprachig)

ISBN	Band	Autor	Titel	Preis
978-3-936679-01-4	I	Still, A.T.	Autobiography of Andrew Taylor Still (1897)	99.-
978-3-936679-02-1	Ia	Still, A.T.	Autobiography of Andrew Taylor Still (1908)	92.-
978-3-936679-08-3	II	Still, A.T.	Philosophy of Osteopathy (1902)	89.-
978-3-936679-12-0	III	Still, A.T.	The Philosophy and Mechanical Principles of Osteopathy 1908)	89.-
978-3-936679-07-6	IV	Still, A.T.	Osteopathy Research and Practice (1910)	119.-
978-3-936679-15-1	V	Barber, E.D.	Osteopathy - The New Science of Healing (1898)	59.-
978-3-936679-09-0	VI	Hazzard, C.	Principles of Osteopathy (1898)	109.-
978-3-936679-05-2	VII	Smith. W.	Notes on Anatomy (1898)	119.-
978-3-936679-14-4	VIII	McConnell, C.P.	The Practice of Osteopathy (1899)	179.-
978-3-936679-13-7	IX	Hazzard, C.	The Practice and Applied Therapeutics of Osteopathy (1900)	99.-
978-3-936679-10-6	X	Tasker, D.L.	Principles of Osteopathy (1916)	99.-
978-3-936679-03-8	XI	McConnell, C.P.	Clinical Osteopathy (1917)	179.-
978-3-936679-06-9	XII	Tucker, E.E.	Osteopathic Technique (1917)	79.-
978-3-936679-04-5	XIII	Booth, E.R.	History of Osteopathy and 20th Century Medical Practice (1924)	159.-
978-3-936679-00-7	XIV	Lane, M.A.	A.T. Still Founder of Osteopathy (1924)	79.-
978-3-936679-11-3	XV	Page, L.E.	The Old Doctor (1927)	39.-
978-3-936679-18-2			SET "Still" = Band I, II, III, IV	329.-
978-3-936679-21-2			SET "Complete" = Band I - XV	1.499.-

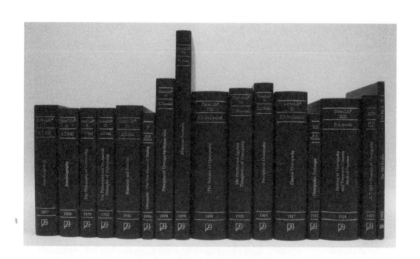

www.osteolib.com